Rowena Kong

Dopamina: A Ação da Vida 2ª Edição

Rowena Kong

Dopamina: A Ação da Vida 2ª Edição

ScienciaScripts

Imprint
Any brand names and product names mentioned in this book are subject to trademark, brand or patent protection and are trademarks or registered trademarks of their respective holders. The use of brand names, product names, common names, trade names, product descriptions etc. even without a particular marking in this work is in no way to be construed to mean that such names may be regarded as unrestricted in respect of trademark and brand protection legislation and could thus be used by anyone.

Cover image: www.ingimage.com

Este livro é uma tradução do original publicado sob ISBN 978-620-3-20145-1.

Publisher:
Sciencia Scripts
is a trademark of
International Book Market Service Ltd., member of OmniScriptum Publishing Group
17 Meldrum Street, Beau Bassin 71504, Mauritius
Printed at: see last page
ISBN: 978-620-3-34845-3

Dopamina: A Acção da Vida

2ª Edição

Rowena Kong

2020

Conteúdos

Prefácio

Se tem seguido regularmente artigos neurocientíficos populares nos meios de comunicação social, então a dopamina não é definitivamente estranha à sua memória. Desde a doença de Parkinson e esquizofrenia até ser tocado como o neurotransmissor de "prazer", o público em geral neste século XXI nunca esteve tão familiarizado com este componente de trabalho multifacetado no cérebro como antes. Contudo, a superpopularidade de tal associação pode representar apenas 1% da ponta de um iceberg. Para aqueles que ainda não estão muito familiarizados, a dopamina não só é activa no funcionamento normal do nosso sistema nervoso central, que consiste tanto no nosso cérebro pesado de 3 libras como na medula espinal que se estende pelas nossas costas, mas também no sistema nervoso periférico que se encontra amplamente distribuído por todo o nosso corpo. Não somos, definitivamente, apenas o nosso cérebro, como a maioria das pessoas gostaria de assumir, embora ele consuma até 20% do recurso de glicose do nosso corpo (tanto pelo sensacionalismo promovido pelos meios de comunicação social populares). Tão fácil como nós e o cérebro sucumbimos à heurística, tendemos a fazer luz e a esquecer que os outros 80% de glicose ainda são uma proporção importante do todo para as necessidades periféricas do corpo, que são necessárias para trabalhar em concertação com as ordens do cérebro.

A verdade e o facto é que a dopamina e os seus 5 subtipos de receptores, rotulados como D1, D2, D3, D4, e D5, estão constantemente a ser produzidos e expressos em várias células dos nossos principais sistemas corporais, por exemplo, cardiovascular, digestivo (sistema nervoso entérico), imunitário e renal, para citar alguns. Não é apenas o nosso cérebro ou sistema cerebral que requer este neurotransmissor clássico "multi-funcional" para nos fazer pensar e funcionar na nossa vida quotidiana. O nosso sistema nervoso é na realidade mais abrangente do que anteriormente se supunha que não poderíamos literalmente viver sem ele. Ao mesmo tempo, existe uma razão pela qual a popularidade da dopamina é duradoura. Duvido que a sua capacidade de induzir uma sensação de prazer a partir do nosso cérebro seja a única. Precisamos dela para combater a doença de Parkinson e para assegurar que os nossos rins regulam a tensão arterial de forma eficiente (consultar o capítulo mais recente sobre o sistema renal). Tal como outros neurotransmissores clássicos que são necessários em quantidades consideráveis pelas nossas funções corporais, uma perturbação da sua produção, libertação, activação e inibição é susceptível de empurrar a nossa saúde para o ponto de viragem. Dito isto, espero que possam começar a apreciar a necessidade e os benefícios que os nossos neurotransmissores e as várias categorias do nosso sistema nervoso trazem à estabilidade da nossa saúde e aos prazeres da vida, sejam eles dopamina ou não. Tal é o meu objectivo e o meu objectivo prioritário ao escrever este livro. De muitas maneiras, os neurotransmissores colorem a nossa percepção do mundo, sem isso tudo seria um vácuo preto e branco de significado inexistente. Entre os aditamentos desta nova edição inclui-se um enfoque alargado sobre uma novela descrita e um sintoma raro de "transmissão visual" na esquizofrenia, de que o capítulo 3 tentou discutir explicações preliminares para uma tal manifestação atípica num paciente. Ao fazê-lo, tal discussão suscitou associações com o conceito de psicose induzida pelo stress e, inevitavelmente, o significado etiológico tanto da dopamina como do cortisol para esta condição.

Capítulo 1: Recompensa e Positividade

A maioria de nós provavelmente lembrar-se-ia daquele sentimento gratificante que sentimos cada vez que recebemos elogios de outros ou conseguimos possuir um item na nossa lista dos favoritos. Embora não seja desconcertante para nós associarmos aspectos positivos da fala e posses a nós próprios, os correlatos neurais desta relação só agora começam a ser desvendados. Numa pesquisa recente publicada em Psychological Science, Dutcher et al. (2016) relataram que fazer julgamentos enquanto se afirma a si próprio levou à activação do striatum ventral, uma região subcortical no cérebro que faz parte do circuito de recompensa dopaminérgica. Estudantes universitários e adultos mais velhos da comunidade foram recrutados para um estudo de ressonância magnética funcional (fMRI) que realizou exames ao cérebro dos participantes enquanto estes eram instruídos a trabalhar nas tarefas de tomada de decisão. Os participantes foram divididos em grupos experimentais de auto-afirmação e controlo de nãoafirmação. Antes da realização da varredura, os participantes da experiência classificaram um conjunto de valores pessoais, por exemplo, arte, ciência e religião, por ordem de importância, enquanto que os participantes de controlo classificariam as características de uma torradeira, o que eles pensavam ser mais importante para um típico estudante universitário, alguém que não é eles próprios. Durante o procedimento de digitalização propriamente dito, os participantes visualizaram imagens emparelhadas que apresentavam altas e baixas classificações de importância e foram convidados a escolher a sua preferência entre as duas ou nenhuma delas.

Os resultados mostraram uma maior activação tanto da região do striatum ventral esquerdo como do direito na auto-afirmação do que nos grupos de não participantes na auto-afirmação. Não houve diferença na actividade estriata ventral quando os não participantes na formação estavam a escolher entre os atributos de torradeira de alto e baixo nível, o que sugeriu a razão da falta de auto-relevância no tema da tarefa. Outras regiões com maior activação foram o córtex pré-frontal medial e o córtex cingulado posterior, que também desempenham um papel no auto-processamento e avaliação dos estímulos emocionais (Dutcher et al., 2016; Maddock, Garrett, & Buonocore, 2003). Embora uma explicação da ligação entre valores autoafirmados e recompensa positiva possa não ser directa, este estudo ajuda a compreender a diferença quando o foco é dirigido ao eu e não a outros ou a uma torradeira inanimada. Quando se trata de visualizar conceitos tão amplos como as artes e a ciência, podemos recorrer a uma rica variedade de experiências connosco no papel do actor principal e da universidade como nosso palco de actuação, o que é especialmente relevante para os estudantes universitários participantes. E num campo mais vasto de perspectivas, as hipóteses de tropeçar em mais casos de encontros positivos são maiores e trazem naturalmente com eles a resposta agradável.

Este estudo é o primeiro a ligar aspectos auto-positivos com a região mesolímbica de recompensa no cérebro que é rica em neurónios dopaminérgicos, sugerindo uma positividade inerente que está subjacente à nossa autopercepção desde a primeira infância. Talvez, o eu esteja muito ligado à expectativa de recompensa e à ânsia de uma avaliação positiva que ajude a construir o seu valor, propósito e significado na vida. Há mais na história da vida e da humanidade do que uma intrincada ligação de neurónios que transmitem sinais eléctricos quase à velocidade da luz. Reduzir o conceito da própria existência ao trabalho mecanicista de um cérebro de 3 libras é apenas uma em um milhão de peças de um puzzle. Tal como não podemos passar sem o nosso cérebro, também não podemos viver sem um coração constantemente a bater, um sistema imunitário protector ou um tracto gastrointestinal que alimente o nosso cérebro com a glicose de que este necessita desesperadamente, numa base de segundo a segundo. A questão é que o cérebro é dependente do resto do corpo da mesma forma que o corpo é dependente do cérebro. O cérebro e o resto do nosso corpo trabalham em concertação; não podem ser completamente desligados um do outro na forma como estudamos separadamente sobre eles em disciplinas académicas discretas e nenhum deles pode existir sem o apoio constante do outro. Se é apenas o seu cérebro, porque é que a paragem cardíaca ou insuficiência cardíaca é uma questão de vida ou morte para os pacientes de emergência que inundam os hospitais dia após dia? Quando uma nova disciplina como a neurociência entra agora na ribalta, as pessoas simplesmente saltam para o comboio e começam a gabar-se do poder milagroso do cérebro, a chamada frase popular "você é apenas o seu cérebro". O cérebro pode ser um centro de controlo autorizado que dissemina ordens instrucionais ao resto do corpo, mas um capitão sem o seu grupo de subordinados saudáveis e bem nutridos é apenas um capitão de um navio a afundar-se.

Na medida em que a dopamina é necessária e produzida no cérebro, há também uma quantidade considerável deste neurotransmissor "multi-funcional" a ser fabricado no nosso sistema nervoso entérico, que é responsável pelo bom funcionamento do nosso tracto gastrointestinal. A lista poderia continuar a incluir receptores dopaminérgicos nas nossas células cardíacas, os linfócitos do nosso sistema imunitário, bem como as células renais do nosso sistema renal. Tal facto sublinha a natureza holística do nosso corpo humano e a implicação de que certas drogas que afectam os processos no cérebro poderiam também produzir resultados secundários, geralmente indesejáveis, no sistema nervoso periférico. Mais uma vez, o cérebro e o periférico do corpo são entidades inseparáveis que dependem constantemente um do outro.

É interessante que quando o tema da recompensa está a ser discutido, há uma conotação de um sentido de positividade que se transpõe para o quadro. A investigação tem demonstrado que existe uma relação entre o amplamente estudado sistema de aprendizagem da recompensa do nosso cérebro e a depressão. Tipicamente, os indivíduos deprimidos exibiam respostas deficientes a estímulos positivos ou recompensadores que normalmente activariam o núcleo acumbens, uma região no striatum ventral que faz parte do circuito de processamento da recompensa mesolímbica. Aqui, os receptores de dopamina prosperam... Embora existam outras regiões que reagem mais intensamente aos estímulos negativos, esta observação parece sugerir que tal região estriatal é mais sensível aos estímulos positivos e demonstra uma diminuição da actividade quando exposta a estímulos negativos. Poderia haver uma potencial exploração adicional em indivíduos saudáveis não deprimidos através de testes para verificar se tais níveis de activação diferencial poderiam ser detectados. Até agora, têm sido realizadas comparações por imagem da actividade cerebral com o objectivo de contrastar entre indivíduos deprimidos e não deprimidos, o que realmente limita a nossa compreensão de onde regiões específicas do cérebro estão mais sintonizadas com estímulos positivos e gratificantes. A seguir, coloca-se a questão de como ultrapassar o nível mínimo exigido para a activação, a fim de gerar uma resposta saudável por parte dos sujeitos deprimidos quando expostos a estímulos positivos. Por outro lado, há menos elucidação através de interpretações de investigação sobre a ligação subjacente entre a resposta emocional e a activação dopaminérgica. Parece que a natureza e o nível de intensidade da nossa emoção nos oferecem uma dimensão de medida contínua que determina a valência dos estímulos e em termos simples, se são "bons" ou "maus". Não podemos realmente começar a dizer quão prejudicial ou benéfico é para nós um determinado estímulo ou agente, por exemplo um filme de terror ou um amigo sorridente, sem a consciência da nossa resposta ou reacção emocional, o que dá peso ao limiar e resultado da nossa percepção. Como se pode apreciar o sorriso e a simpatia de uma pessoa que está mesmo à sua frente sem que a sua emoção lhe permita sentir um certo grau de felicidade e de positividade em relação a ela? De certa forma, como pode ter a certeza de que os níveis de dopamina do seu cérebro não estão a aumentar ao mesmo tempo para facilitar e trabalhar em concertação com o seu sistema nervoso periférico para activar a sua resposta emocional? Além disso, a definição de "prazer" e "estado de espírito" pode ser vaga e carecer de especificidade nas metodologias de investigação. Embora tenha sido relatado que a dopamina não está associada ao prazer, mas mais à motivação, a definição de prazer da investigação ocidentalizada pode estar mais relacionada com experiências de humor fugaz e o efeito imediato de recompensa/objectivo, mas que está menos ligada a uma sensação global de avaliação positiva e "estabilidade da felicidade" para além da fase transitória de alternância de humor em resposta à recompensa. A essência e experiência da "felicidade" é um processo que se desenrola a longo prazo e influencia a nossa rotina diária, em oposição à elevação e descida transitórias da estabilidade sem "prazer" e "humor". luz disto, a felicidade e o prazer/modo são pelo menos dicotómicos em termos de medidas de duração e padrão (gráfico) de intensidade de efeito.

O preconceito de negatividade tem-nos analisado o efeito do conflito de comparação social, percepção da dor e impulsividade na actividade cerebral, mas o mecanismo subjacente de resposta positiva e satisfação, mesmo a tendência para experimentar a felicidade como um estado emocionalmente estável em oposição ao sentimento transitório de prazer, é pouco elucidado. Talvez os estudos estejam a apontar para a mesma direcção, mas não estamos a apreciá-la com confiança. Embora a dopamina esteja menos fortemente ligada à fase consumatória ou de prazer do processamento da recompensa, tal como os professores e especialistas afirmaram claramente que os opiáceos endógenos são mais responsáveis por ela, parece que nos pode faltar mais uma (ou a terceira) componente do processamento da recompensa que pode prosseguir a fase consumatória. Por outro lado, pode colocar-se a questão de como a activação dopaminérgica, que começa com a primeira fase de antecipação ou de "carência", passa a envolver os opiáceos endógenos na fase de consumo. Parece que tal activação opióide não funciona isoladamente da dopamina e que o efeito de reforço do circuito de recompensa mesolímbico foi estudado para contribuir para a toxicodependência opióide (Meyer & Quenzer, 2013). No entanto, é de notar que o aumento da libertação de dopamina também ocorre com muitos outros tipos de toxicodependência, particularmente drogas ilícitas. Há também a questão da precedência temporal e da bidireccionalidade envolvendo a sequência de activação entre dopamina e opiáceos endógenos se quisermos passar o bastão da "molécula de prazer/neurotransmissor" da dopamina para os opiáceos. É difícil pôr de lado ou ignorar a componente emocional da fase de antecipação no processamento da recompensa, que pode incluir alguns elementos de prazer. Por outro lado, os participantes de estudos masculinos e femininos podem passar por essa fase de forma diferente quando os aspectos emocionais, para além da pura motivação, devem ser considerados. Talvez uma terceira fase do processamento da recompensa possa ser mais uma fase de reflexão ou de avaliação posterior que ajude a colocar a nossa experiência numa melhor perspectiva, reforçando mesmo a nossa memória das duas primeiras fases e contribuindo para um estado positivo mais duradouro. Poderiam os níveis de dopamina ser aumentados, e a sua actividade elevada restabelecida durante tal fase? Existe também a possibilidade de a manutenção de uma actividade estável e consistente de dopamina poder contribuir para um estado cumulativo de bem-estar e saúde positiva a longo prazo. Parece que a dopamina é um neurotransmissor que desempenha um papel importante que influencia a nossa personalidade numa variedade de aspectos desde o desejo, motivação, estabelecimento de objectivos até ao gosto e satisfação. Pelo menos nestes aspectos da nossa vida, os outros neurotransmissores clássicos são menos instrumentais e de impacto.

Na área da cognição e memória, a literatura de investigação dá uma impressão geral da menor contribuição da dopamina do que as contrapartidas dos receptores colinérgicos no hipocampo, tal como popularizado pelo impacto negativo da doença de Alzheimer. No entanto, tal como o nosso cérebro é um órgão holístico profundamente ligado, os neurónios dopaminérgicos da nossa região do cérebro médio têm uma função importante, se não necessária, a desempenhar para a sua inervação da região hipocampal (Gasbarri, Verney, Innocenzi, Campana, & Pacitti, 1994; McNamara et al. , 2014). Em 2014, um grupo de investigadores da Johns Hopkins e da Universidade da Califórnia, Irvine, liderados pelo Dr. Michael Yassa, testaram os participantes no estudo ao administrar um teste de memória surpresa um dia depois de lhes ter sido mostrado um conjunto de mais de uma centena de fotografias e de lhes ter sido dado um comprimido que continha cafeína ou um placebo. Os resultados óbvios foram que o grupo de participantes administrado com cafeína teve um desempenho melhor do que o grupo de placebo. O que é interessante deste estudo é que a cafeína promove indirectamente a activação dopaminérgica através de receptores antagonistas de adenosina, que por sua vez são antagonistas de dopamina. Além disso, os receptores dopaminérgicos D1 também estão presentes no hipocampo e demonstraram estar ligados à nossa resposta à novidade (Lemon and Manahan-Vaughan, 2006; Tran et al., 2008). Mesmo em termos de exposição a um novo ambiente espacial utilizando sujeitos experimentais de rato, o nível e a natureza da activação de neurónios glutamátricos no hipocampo, que promovem o armazenamento de memória, estão dependentes da actividade dos receptores dopaminérgicos D1/D5 (Li, Cullen, Anwyl, & Rowan, 2003; Menezes et al. , 2015). Aqui, vemos uma co-dependência de mais de uma classe de neurotransmissores clássicos trabalhando em conjunto, quase em sinergia que dá um exemplo de uma situação em que nenhum neurotransmissor é o único responsável por um tipo de função ou faculdade cerebral. A actividade neurotransmissora unida e cooperativa funciona melhor! Assim, a resposta e retenção da novidade são significativamente auxiliadas pela actividade dopaminérgica que facilita a formação e armazenamento da memória. Talvez isto ofereça uma pista da razão pela qual as impressões e memórias da primeira vez permanecem connosco indefinidamente, pelo menos para indivíduos saudáveis. Além disso, os componentes emocionais e excitantes das memórias inovadoras são, no sentido intuitivo, ricamente integrados pelas ligações hipocampais com o caminho da recompensa mesolimbica (Duszkiewicz, McNamara, Takeuchi, & Genzel, 2019; Wittmann, Bunzeck, Dolan, & Düzel, 2007). E, não se pode negar que as experiências inovadoras positivas vêm muitas vezes repletas de sentimento de prazer e conteúdo significativo. Graças à dopamina??

Em termos de saúde física, a dopamina também entra em jogo para além das fronteiras do nosso cérebro e dos nossos sistemas nervosos. Um recente projecto de investigação de modelos animais fala também da ligação entre o sistema de recompensa dopaminérgico no cérebro e a capacidade do sistema imunitário para controlar o crescimento de tumores nos sujeitos animais. Curiosamente, os receptores dopaminérgicos são também expressos em células imunitárias importantes no corpo - linfócitos T e B, que desempenham papéis críticos na imunoterapia. A dopamina tem também um papel anti-inflamatório que ainda é subexplorado. Num estudo com modelo de rato, a activação dos receptores de dopamina D2 por agonistas suprimiu a neuroinflamação e melhorou o edema cerebral (Zhang et al., 2015). Parece que a dopamina, além de ser o neurotransmissor clássico mais popular, está também a ser cada vez mais reconhecida como um imunomodulador. Pode mesmo ter o potencial de funcionar como agente anti-inflamatório. Por outro lado, os receptores dopaminérgicos também estão presentes no coração e o tratamento de pacientes com insuficiência cardíaca com baixa dose de dopamina ajuda a promover a diurese e a manter a saúde renal (Xing, Hu, Jiang, Ma, & Tang, 2016).

De certa forma, a felicidade é mais do que um mero sentimento transitório de prazer, de obtenção de recompensa e satisfação de vida, mas um estado de espírito estável e duradouro, um nível de emoção e de energia positiva. A felicidade está, portanto, intimamente ligada à nossa percepção, tanto como modo sensorial e de resposta, como à atitude de resiliência em tempos de desafios emocionais e físicos. Assim, até onde nos pode levar a dopamina na nossa busca de positividade na vida, só o tempo dirá...

A investigação nas ciências médicas tem explorado as funções e aplicações da dopamina em vários dos nossos sistemas fisiológicos, tais como o cardiovascular, imunitário, digestivo e renal. A classe metabotrópica dos receptores dopaminérgicos que consiste em cinco subtipos (D1, D2, D3, D4, e D5) pode ser encontrada no rim e assim desempenhar papéis importantes na regulação da pressão sanguínea através da excreção e retenção de cloreto de sódio por este órgão. Estudos de mutações genéticas dos subtipos receptores relevantes dizem-nos que a sua desregulação pode ter impacto na hipertensão hereditária em tal subgrupo de pacientes da população. Embora a excreção deficiente ou ineficiente do cloreto de sódio pela acção dos receptores dopaminérgicos mutantes no rim esteja associada ao aumento da pressão arterial, existem também estudos que mostram que estes receptores também interagem perifericamente com o sistema renina-angiotensina no processo de regulação da pressão arterial e ainda outros que implicam o seu efeito vasoconstritor como principal contribuinte para certos casos de hipertensão. O que é igualmente interessante é a observação de que a acção da dopamina no sistema renal periférico em caso de hipertensão parece funcionar isoladamente com o sistema cerebral do cérebro. Todas estas evidências empíricas apontam para a versatilidade e diversidade de um importante neurotransmissor clássico que tem um amplo impacto na nossa fisiologia global, embora o mesmo se possa dizer de outros neurotransmissores.

Não deve ser considerada de ânimo leve a possibilidade de que a regulação da pressão arterial por dopamina possa ter um impacto simultâneo e duradouro sobre outros sistemas cardiovasculares e imunitários intimamente relacionados. Em geral, o efeito da dopamina na pressão arterial pode ser, na melhor das hipóteses, modulatório, dependendo do(s) subtipo(s) de receptor(es) no trabalho e dos sistemas com os quais interage e influencia, para não mencionar o resultado funcional que se pretende produzir. No caso de ser necessário esforço físico, a dopamina pode trabalhar com a produção de cortisol para aumentar a pressão arterial para aumentar o gasto de energia durante o processo da actividade, afectando o ritmo cardíaco e a respiração, conforme exigido para cumprir os objectivos voluntários e tarefas determinadas do indivíduo. Talvez isto possa indicar a razão pela qual a dopamina inibe a motilidade no intestino superior do nosso tracto gastrointestinal - para poupar e canalizar recursos energéticos para longe da actividade digestiva para outras necessidades físicas imediatas. Poder-se-ia perguntar se isto teria impacto no nosso sistema vascular e imunitário a longo prazo? Bem, um estudo sugere que o aumento dos níveis de cortisol induzido pelo exercício pode reduzir a produção de células T auxiliares e citotóxicas, embora qualquer papel mediador da dopamina em associação com o cortisol sanguíneo ainda não tenha sido determinado. Por outro lado, os receptores de dopamina são também expressos em células T, bem como em linfócitos B, e desempenham um papel modulador sobre eles. Por outras palavras, a acção pode ser de reforço ou supressão (ou ambos) para manter um nível óptimo para um funcionamento normal eficiente. Tal é a fascinante complexidade do corpo humano...Mais uma vez, só começamos a coçar a superfície de tudo isto...A próxima fronteira da neurociência pode apenas estender-se para além do nosso sistema cerebral até aos caminhos sinuosos do nosso sistema nervoso periférico...

A teoria da esquizofrenia por dopamina já deveria ser muito famosa. Os especialistas parecem estar a atribuir a causa "plena" dos sintomas psicóticos à actividade dopaminérgica excessiva no cérebro e não conseguiram encontrar melhor candidato(s) alternativo(s). Perfurando mais, esta sobreactividade também coloca a culpa nos receptores D2 na área mesolimbica e menos noutros subtipos de receptores dopaminérgicos. Será que isto é suposto ser o quadro completo? Como era de esperar, as inconsistências que desafiam esta teoria estão a surgir e parece que a base empírica que apenas apoiou vagamente a relação causal entre os receptores D2 e a psicose está a ser abalada. Uma vez que os receptores D2 produzem uma resposta inibitória em oposição aos potenciais excitatórios pós-sinápticos (EPSPs), a activação destes receptores vai diminuir a actividade electroquímica na célula pós-sináptica. Se este facto for inquestionável, então a associação de tal inibição com uma "sobreactivação" contraditória de transmissão dopaminérgica é mais questionável. Além disso, como os receptores do subtipo D1 são excitatórios, existe a probabilidade de que os antagonistas D1 produzam o mesmo resultado que os agonistas D2. E o oposto - antagonistas D2 (medicamentos antipsicóticos) produzindo efeitos semelhantes (excitatórios) aos dos agonistas D1? Seria interessante discutir estas questões em profundidade. Quando se sabe que existem muitos mais receptores D1 na área do córtex pré-frontal, a investigação tende a ir directamente na sua direcção e toma levemente em consideração os receptores D1 no striatum ventral. Embora os receptores D1 não sejam tão abundantes no striatum ventral como os receptores D2, a sua activação pode de alguma forma compensar o efeito inibitório excessivo dos receptores D2. Mais investigação sobre este assunto é necessária.

Radiodifusão visual: Uma Probável Extensão da Sintomatologia da Esquizofrenia

Foi documentado um relatório de sintomas anteriormente atípico de um paciente hospitalizado que experimentava uma transmissão visual invulgar, mas que recebeu uma atenção mínima no campo da investigação e da clínica psiquiátrica. É proposta uma hipótese preliminar de um mecanismo implícito de processamento neural contra-direccional altamente integrado das faculdades sensoriais visuais e de percepção cerebral que poderia ter sido desencadeado por uma activação global elevada do sistema dopaminérgico que leva a um episódio psicótico "visual e de pensamento" concomitante. É garantido um seguimento da percepção e compreensão abrangente de um sintoma tão atípico e novo como uma extensão da esquizofrenia.

Foi um prazer ler com interesse o artigo da carta intitulado "Visual Broadcast in Schizophrenia" da conceituada revista BMJ Medical Humanities, que aborda uma nova e rara manifestação sintomática da esquizofrenia que acompanha uma paranóia persistente, perseguição imaginária e transmissão

de pensamento de um paciente sob os cuidados dos autores (Hunter, Mysorekar, & Woodruff, 2005). Até à data, foram feitas repetidas pesquisas na
literatura sobre este sintoma único e específico do paciente, sem no entanto
produzir novos resultados que estejam para além da publicação do referido
artigo. Contudo, isto não deve dissuadir a comunidade de investigação de
adquirir conhecimentos e compreensão mais profunda sobre este sintoma
de transmissão sensorial que é potencialmente prejudicial para a saúde e
bem-estar de pacientes psiquiátricos gravemente doentes, mas que provavelmente escapa à documentação. Como tentativa preliminar para explicar a
ocorrência deste sintoma, ajuda a analisar sob a perspectiva de uma exacerbação de um conjunto de múltiplos sintomas inter-relacionados que
precederam uma modalidade extra-sensorial envolvendo o sentido visual e
a percepção do paciente. Uma vez que este sintoma não é experimentado
pela maioria da população de pacientes, mas por um paciente internado,
sugere-se que o sintoma de "transmissão visual", que se expressa como uma
forma modificada de transmissão do pensamento em que imagens visuais
que podem ser fisicamente vistas na realidade pelo paciente declarado estavam a ser transmitidas à mente de outros, provavelmente manifestadas
como resultado de circunstâncias de stress extremo. Intuitivamente, poderia
haver um surto simultâneo de libertação de dopamina como resposta oposta
à angústia emocional e mental de alta intensidade denotada por múltiplos
sintomas do paciente. Pode argumentar-se do ponto de vista do conceito de
psicose induzida pelo stress que quanto mais cortisol é produzido no corpo
durante o stress intenso, mais dopamina é libertada em excesso para contrariar ou opor-se aos efeitos nocivos do cortisol, com base na evidência de
uma relação correlativa positiva entre o cortisol e a libertação de dopamina
em sujeitos humanos (Mizrahi et al., 2012; Wand et al., 2007). Por outro
lado, o potencial benefício do alívio emocional da dopamina em resposta ao
aumento do cortisol induzido pelo stress poderia estar implícito num estudo
realizado por Hamidovic e colegas (2010) que relataram uma correlação
positiva entre cortisol elevado após o desempenho de uma tarefa stressante
por indivíduos saudáveis e um humor positivo induzido pela administração
de anfetaminas. Como se sabe que a anfetamina aumenta as concentrações
de dopamina em vários estudos, esta correlação aponta para uma relação
íntima entre o cortisol e a dopamina que é simultaneamente complementar
e contrária, que pode potencialmente afectar indivíduos humanos saudáveis
vulneráveis (Carboni, Imperato, Perezzani, & Di Chiara, 1989; Leyton et
al., 2002; Pontieri, Tanda, & Di Chiara, 1995; Wyvell & Berridge, 2000).
Esta libertação correlacional pode ser funcional na forma em que existe um
propósito subjacente para contrariar o resultado emocional negativo do aumento do cortisol através da promoção de uma resposta motivacional
orientada para a acção por dopamina. Rothschild e colegas (1984) relataram
uma vez no seu estudo que os níveis de dopamina sem plasma nos seus sujeitos humanos não medicados eram consideravelmente 3-4 vezes mais
elevados após duas administrações de uma pequena dose de dexametasona
do que imediatamente antes das administrações de manhã e à noite, oferecendo pistas de apoio à sua explicação de que corticosteróides como a
dexametasona podem aumentar a dopamina e subsequentemente produzir
experiências psicóticas em indivíduos não medicados. Embora a associação
subjacente entre o aumento da dopamina plasmática e a sua correspondente

libertação no cérebro esteja aberta à investigação, a descoberta de indivíduos deprimidos com níveis mais elevados de cortisol propensos à psicose justifica que se considere o seu significado numa compreensão mais profunda da etiologia da esquizofrenia. Talvez o cortisol e a dopamina tenham um significado funcional mútuo que está intimamente ligado no caso de stress agudo para proporcionar benefícios emocionais e fisiológicos a um indivíduo. Portanto, não surpreende que os antipsicóticos tenham um efeito tanto nos níveis de cortisol como de dopamina no corpo, ou seja, houve redução nos níveis de cortisol salivar e soro após o tratamento (Mondelli et al., 2010; Venkatasubramanian et al., 2010). A condição de psicoses induzidas pelo stress desvaloriza o geneticismo como única base de raciocínio para a causa e estabilidade das taxas tradicionais de prevalência de esquizofrenia nas sociedades (Foley, Corvin, & Nakagome, 2017; Henriksen, Nordgaard, & Jansson, 2017). Devemos colocar a questão por que razão a psicose tende a manifestar pela primeira vez o seu primeiro episódio durante o final da adolescência e o início dos vinte anos na população jovem. Durante um período tão crítico de transição na vida de um indivíduo jovem, a pressão dos pares, as exigências ambientais e de desempenho da escola secundária para a universidade e as complexas mudanças de relacionamento, tudo combinado para induzir um forte stress sobre um espaço cerebral altamente limitado do cérebro que pode muito bem estar ainda a desenvolver-se até à plena maturidade. Dá ainda mais razões para dizer que esta janela etária particularmente sensível durante a juventude da vida deixa bem aberta a vulnerabilidade de um indivíduo a manifestações psicóticas. Portanto, as pesadas exigências educacionais e sociais colocadas a um cérebro sensível durante um período de transição tão pesado na vida têm um papel significativo a desempenhar na etiologia e no desenvolvimento do primeiro episódio psicótico na juventude. Além disso, também ajuda a lançar luz sobre um alvo alternativo de intervenção para a psicose induzida pelo stress, ou seja, o cortisol que não os receptores de dopamina D2, através do canal de regulação do stress cognitivo e emocional. Sobre a(s) consequência(s) motivadora(s) latente(s) do surto de dopamina durante a psicose em resposta à indução do stress, deve notar-se que um dos efeitos negativos para a saúde do aumento do nível de cortisol é a inflamação dos tecidos e houve indicações de que a dopamina poderia potencialmente reduzir a inflamação com base nas suas variadas funções imunomoduladoras a curto prazo (Beck et al., 2004). Embora tenha sido demonstrado que os marcadores pró-inflamatórios estão elevados em indivíduos esquizofrénicos, ainda é questionável se existe uma relação de causalidade directa entre a actividade dopaminérgica excessiva e a inflamação no cérebro, em oposição às substâncias patogénicas invasivas (Müller, Weidinger, Leitner, & Schwarz, 2015).

Uma investigação mais aprofundada desta função de libertação excessiva de dopamina em resposta à indução ao stress poderia lançar luz sobre a etiologia proposta da psicose em indivíduos vulneráveis, introduzindo assim uma nova compreensão não só de como, mas também da razão pela qual a esquizofrenia veio a ser. A investigação actual carece de exploração de uma provável gama controversa mas potencial de benefícios neuroprotectores da psicose induzida pelo stress que leva a um surto de libertação de dopamina a curto prazo. Um estudo relatou a redução e aumento da pressão intracraniana de dopamina em doentes com doenças cerebrovasculares, o que nos leva à questão de uma relação pouco explorada entre o stress emocional e a pressão intracraniana (Nau, Sander, Klingelhöfer, 1992). Por outro lado, Ract e colegas (2001) relataram que as infusões de dopamina num modelo de trauma cerebral que aumentava a pressão intracraniana não aumentavam a pressão de perfusão cerebral. A pressão de perfusão cerebral ajuda a gerir o fluxo sanguíneo para o cérebro, e como o aumento da pressão intracraniana limita esse fluxo, a diminuição da pressão de perfusão cerebral pode indirectamente impedir um estado hiperactivo de neurotransmissão. Além disso, Myburgh e colegas (1998) mostraram que a dopamina aumenta significativamente a pressão intra-craniana em sujeitos animais. No seu estudo de revisão, Morrison, Frame e Larkin (2003) encontraram provas que apoiam o trauma como tendo uma relação de causalidade com a psicose. Isto aponta para uma sugestão de uma ligação mais ampla entre trauma psicológico e físico que pode partilhar modestas alterações estruturais semelhantes e impacto sobre o cérebro vulnerável. A investigação futura deveria tentar elucidar uma potencial correlação entre o sofrimento psicológico e a pressão intracraniana, uma fronteira interseccional entre psicologia e medicina que o estado actual da investigação tem minado grandemente, devido à filosofia ocidental subjacente de que a emoção em psicologia é distinta da fisiologia.

A precedência de paranóia pré-existente e perturbações do pensamento no paciente acima mencionado, presumivelmente induzidas por actividade dopaminérgica excessiva, espalhou-se provavelmente para os domínios sensoriais e perceptuais que envolvem potencialmente uma população específica de receptores D1/D2 nas células da retina, procedendo internamente ao cérebro para justificar uma categoria distinta de sintomas de paranóia (Brandies & Yehuda, 2008; Tian, Xu, & Wang, 2015). A investigação descobriu a presença destes receptores D1/D2 nas células da retina, o que nos leva a questionar até que ponto os receptores dopaminérgicos para além das vias de recompensa mesolimbicas poderiam apresentar vulnerabilidade a perturbações psicóticas devido a semelhanças estruturais e funcionais partilhadas entre as mesmas classes de receptores, como uma explicação plausível provável para o sintoma de "transmissão visual". Relatórios de baixa relação sinal/ruído cortical na esquizofrenia indicam simplesmente que existe uma extensa neurotransmissão de ruído de fundo que ocorre dentro das redes corticais, o que empresta a uma forma de sobrecarga causada pela actividade no espaço intracerebral (Winterer G, Weinberger, 2004). Se isto pode levar a uma forma de "difusão" ou de "dispersão" da actividade eléctrica em forma de onda na realidade (em oposição à crença amplamente aceite na psiquiatria de que tais sintomas são imaginários), a fim de aliviar a carga angustiante sobre a limitação do espaço intracraniano, continua por investigar. Por outro lado, há também a questão de como as células da retina se ligam à população de receptores no córtex da associação visual para afectar as distorções perceptivas e cognitivas de cada um.

O mecanismo acima sugerido de via(s) conjuntiva(s) entre o sensorial visual e a cognição perceptiva, sugere um sistema neural altamente integrado e conectado que consolida tanto as redes centrais como periféricas, ou seja, as faculdades sensoriais visuais e cerebrais de percepção e cognição, o que é frequentemente negligenciado na aprendizagem discreta e na abordagem disciplinar da medicina tradicional ocidental. Além disso, poderia haver uma sincronização latente subjacente da actividade dopaminérgica em jogo à escala global, em oposição à concentração em unidades localizadas, tornando uma manifestação simultânea de episódio psicótico "visual e de pensamento". Intuitivamente, se tal sintoma distinto puder ser classificado como distorção sensorial/perceptual, o processamento neural envolvido poderia estar a sofrer uma inversão de direcção que, em vez da percepção das propriedades visuais dos estímulos serem dirigidos para o exterior, acabaria por ser de dentro para fora, num padrão contra- ou oposto que ultrapassou o limite da normalidade.

O paciente documentado no relatório de Hunter et al. (2005) acima experimentou este grave sintoma de novidade de grau de transmissão visual, mas isto não deve excluir a probabilidade de uma componente auditiva adicional que está para além das alucinações comuns prevalecentes na esquizofrenia, ou seja, poderia haver sons audíveis reais que são "difundidos exteriormente e transmitidos" a outros. Coincidentemente, as entradas dopaminérgicas no córtex auditivo também estão presentes no cérebro e incluem a expressão de receptores D2 que ajudam na aprendizagem da discriminação sonora que pode ser incentivada através de recompensas em estudos com animais (Kudoh & Shibuki, 2006). Tal observação deve encorajar a oportunidade de reavaliar o potencial papel sensorial da dopamina para além da recompensa, aprendizagem e memória, mas também o papel negligenciado dos receptores D2 na aprendizagem no sistema nervoso, em oposição a vias de recompensa e psicose exclusivamente. . Embora a investigação sobre o envolvimento dopaminérgico se concentre principalmente nas vias de recompensa mesolímbicas do cérebro interno, o mecanismo de acção real dos receptores do tipo D2, que contribuem principalmente para perturbações psicóticas, não pode ser descartado nas populações periféricas de receptores D2 noutros locais que suportam uma composição neuroquímica e estrutural semelhante. Seria certamente benéfico se os autores pudessem partilhar mais detalhes sobre o curso da medicação que ajudou a aliviar este sintoma do paciente no artigo, oferecendo assim potencialmente uma esperança positiva para outros que poderiam ter sido afectados mas que sofrem em silêncio e isolamento. Além disso, um processo interactivo de conforto e segurança por parte do psiquiatra assistente, centrado no paciente e focalizado, poderia potencialmente acelerar a recuperação se fosse utilizado em maior grau do que actualmente na maioria das instituições.

Por outro lado, é uma maravilha se os receptores D2, em oposição a outros subtipos, estão mais envolvidos em processos de recompensa (tanto nas fases de competição como de consumo) e de dependência. Se for este o caso, será que devemos redireccionar a nossa atenção para os receptores D2, que são amplamente distribuídos na via de recompensa mesolímbica, para as perturbações de abuso/adição de substâncias? Embora os antagonistas da dopamina sejam muito úteis como antipsicóticos, seria irrealista assumir que a sua utilização a longo prazo não tem efeitos indesejáveis.

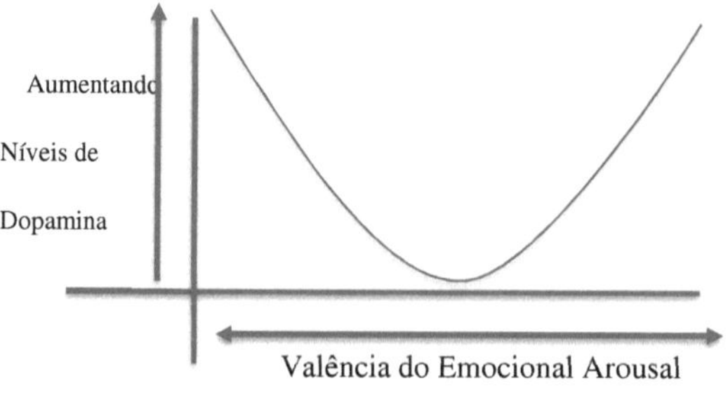

Figura 1: Relação hipotética entre os níveis de dopamina e a valência da excitação emocional baseada em evidências de psicose e activação do caminho da recompensa.

Os antipsicóticos, ou neurolépticos como outrora foram chamados, são medicamentos utilizados para tratar sintomas psicóticos, por exemplo alucinações e delírios que estão normalmente associados à desordem psiquiátrica da esquizofrenia. Embora pacientes e médicos estejam prontamente familiarizados com os seus efeitos secundários mais comuns de riscos metabólicos de aumento de peso e perfis elevados de lípidos e colesterol, muitos podem não relacionar essa classe de medicamentos que alteram o nível hormonal com o risco da neuropatologia cerebral. No entanto, existe uma ligação entre o neurotransmissor cerebral dopamina, cuja actividade é controlada por antipsicóticos quando uma pessoa os toma, e uma hormona chamada prolactina que é produzida pela glândula pituitária ou "glândula mestra" no cérebro que segrega as hormonas e, portanto, controla o sistema endócrino de todo o nosso corpo.

Prolactina é uma hormona que tem a função principal de induzir a lactação ou estimular a produção de leite a partir dos seios das fêmeas após o parto. No entanto, esta não é a única função da prolactina, pois também ajuda a regular uma variedade de processos dos sistemas reprodutivo e imunitário, para citar apenas alguns. A dopamina, ao ser produzida por uma região próxima chamada hipotálamo que supervisiona as funções da glândula pituitária, ajuda a regular a produção de prolactina, diminuindo-a e através de um ciclo de feedback negativo. Contudo, com os antipsicóticos, que reduzem a actividade da dopamina, uma condição chamada hiperprolactinemia, ou aumento da produção de prolactina, pode desenvolver-se.

Embora uma clareza do mecanismo responsável pela associação ainda não tenha sido investigada, a literatura de investigação relatou casos de administração de antipsicóticos com o crescimento de um tipo de tumor pituitário ou prolactinoma, uma causa patológica típica para a hiperprolactinemia. Contudo, é plausível que com a falta de contenção contra a produção de prolactina por dopamina, a acção dos antipsicóticos que amortecem a actividade do neurotransmissor nos receptores pode ter facilitado o processo de crescimento dos prolactinomas. Curiosamente, num relato de caso de uma mulher tratada com amisulpride, um antipsicótico altamente selectivo para receptores de dopamina D2 e D3, sugere-se que o adenoma pituitário ou tumor, juntamente com um nível elevado de prolactina, foi induzido pela medicação pós-tratamento (Perroud & Huguelet, 2004). Na sequência deste relatório, foram também relatados mais três casos de doentes esquizofrénicos masculinos e femininos que demonstraram níveis elevados de prolactina devido ao tratamento com amisulpride (Akkaya et al., 2008). Neste grupo de pacientes, um exame de ressonância magnética do cérebro após 6 meses mostrou a presença de microadenomas pituitários, embora ainda não se tenha confirmado se são prolactinomas e que a possibilidade de terem desenvolvido os tumores antes do tratamento não pode ser excluída. Com tais limitações, a relação só pode ser considerada como correlacional, na melhor das hipóteses, mas insinua um possível papel de um medicamento antipsicótico a longo prazo.

Por outro lado, um estudo retrospectivo de vários tipos de antipsicóticos concluiu que o medicamento risperidona, um potente antagonista dos receptores de dopamina D2, pode estar associado a tumores da hipófise após análise dos eventos adversos dos medicamentos, o que também foi apoiado por resultados de estudos com animais (Szarfman, Tonning, Levine, & Doraiswamy, 2012). Além disso, a extensão dos eventos adversos relacionados com o tumor correspondeu ao nível de efeito que cada tipo de medicação tem nos receptores dopaminérgicos, sendo a associação mais elevada a risperidona. Esta medicação também demonstrou consistência com os maiores níveis elevados de prolactina (Akkaya et al., 2008). Juntamente com um estudo com modelos de ratos que induziram a remoção de receptores de prolactina e dopamina, a investigação mostra que a activação dos receptores de dopamina D2 e o seu efeito oposto ou inibitório na secreção de prolactina e a reprodução rápida de células produtoras de prolactina na pituitária é necessária para a prevenção da indução de hiperprolactinemia e prolactinomas relacionados com a dopamina, que eram mais pronunciados nos modelos femininos do que nos masculinos (Schuff et al., 2002).

Com o desenvolvimento de antipsicóticos de nova geração que actuam menos fortemente nos receptores de dopamina, por exemplo aripiprazol e brexpiprazol, o risco de tal desenvolvimento adverso de tumores poderia ter sido minimizado e menos frequentemente reportado na literatura de investigação, em oposição a uma década atrás. No entanto, é de perguntar quão eficaz será esta nova geração de medicamentos para pacientes com um elevado grau de gravidade dos sintomas psicóticos. Os doentes devem, portanto, envolver-se activamente em discussões com os seus médicos quando notarem sinais de descarga de leite dos seus seios e descontinuarem a menstruação como uma probabilidade de hiperprolactinemia. Como o elevado nível de prolactina de uma mulher pode fazer parar os seus períodos, tal efeito pode também aumentar o risco de infertilidade. Por conseguinte, é necessário que os custos e benefícios das opções de medicação sejam avaliados com o médico e que seja decidido um tratamento óptimo. Além disso, houve um relatório que destacou um caso de baixa densidade mineral óssea associada ao prolacttinoma e alto nível de prolactina num paciente jovem do sexo masculino (Sperling & Bhatt, 2016). Embora este paciente seja saudável e não psicótico, salienta, no entanto, a importância de manter os níveis de prolactina dentro do intervalo normal para reduzir o risco de desenvolvimento de osteoporose (uma condição do tecido ósseo que aumenta a vulnerabilidade a fracturas) e potenciais complicações com processos fisiológicos relacionados que envolvem o aumento dos níveis de prolactina.

Pode haver uma dúvida se os investigadores poderiam conceber alternativas aos antagonistas/agonistas parciais dos receptores D2 para uma nova forma de tratar a esquizofrenia. Talvez, devêssemos explorar uma abordagem diferente e visar outro mecanismo. Na Europa e noutros lugares fora da América do Norte, as pessoas têm vindo a experimentar estimuladores selectivos de recaptação de serotonina (SSREs), por exemplo Tianeptina, que funcionam de forma oposta aos inibidores selectivos de recaptação de serotonina (SSRIs) (Mennini, Mocaer, & Garattini, 1987). Estes intensificadores de recaptação aumentam a capacidade de certos neurotransmissores transportadores no neurónio pré-sináptico em retomar o excesso de serotonina que foi previamente libertado na fenda sináptica extracelular. Tais intensificadores de recaptação são raros e raramente têm sido pesquisados em comparação com os inibidores de recaptação. Pode ser que as substâncias que possuem tal função sejam muito difíceis de descobrir e obter. No entanto, podemos ter a certeza de que não são inexistentes no mundo natural. Zhang e colegas (2010) experimentaram uma substância flavonóide natural chamada luteolina e seus derivados e descobriram que eram potentes agonistas transportadores de dopamina. No entanto, pouco ou nenhum trabalho de seguimento foi realizado sobre esta investigação preliminar subvalorizada desde então, em particular na linha da sua potencial aplicação clínica no tratamento antipsicótico. Se por acaso houver mais candidatos na fila que se qualifiquem como potenciadores de recaptação de dopamina, tal como o são para a serotonina, talvez este possa ser um novo alvo farmacológico para o tratamento da esquizofrenia, contornando esperançosamente os sintomas Parkinsonianos e extrapiramidais, discinesia tardiana, hiperprolactinemia, aumento de peso e uma série de outros efeitos secundários associados a antipsicóticos típicos e atípicos. Além disso, existe o potencial que os intensificadores de recaptação, como presentes principalmente nos neurónios pré-sinápticos, poderiam ser mais selectivos do que os actuais antipsicóticos, que afectam receptores D2 mais amplamente distribuídos que, como vimos, são expressos também noutros órgãos e sistemas fora do cérebro. Pode ser apenas uma questão de tempo quando estes intensificadores de recaptação estarão ao nosso alcance...

Capítulo 4: Estratégia de protecção para os neurónios dopaminérgicos na doença de Parkinson

São demasiado comuns na nossa vida quotidiana e na nossa linguagem para serem ignorados. Quando os sintomas físicos exigem a nossa acção, procuramos o frasco de acetaminofeno para o alívio da dor, enquanto que para satisfazer o nosso desejo, procuramos a cafeteira de cozinha ou o café mais próximo. Eles são *eficazes* e sempre o foram. Mas serão estas acções correctivas quase todas ou o melhor que o acetaminofeno e a cafeína nos podem oferecer? Parece que a investigação científica está a começar a pintar o quadro mais completo. Os especialistas estão a explorar as funções menos óbvias mas potencialmente úteis dos medicamentos que poderiam ser relevantes no tratamento da doença de Parkinson, uma desordem neurodegenerativa que debilita a capacidade motora e muscular de um indivíduo. Embora as causas da doença de Parkinson permaneçam desconhecidas, os factores genéticos não parecem contribuir para a maioria dos casos e os estudos epidemiológicos também se concentraram no estudo dos factores de saúde e estilo de vida e suas correlações com o risco de desenvolvimento da doença (Carlson, 2011; Simola, Pinna, Frau, & Morelli, 2014).

Estudos que relataram que a ingestão de cafeína pelos participantes reduziu o risco de desenvolvimento da doença de Parkinson levaram a teorias promissoras de mecanismos de como os antagonistas do receptor de adenosina A_{2A} proporcionam benefícios neuroprotectores ao modular a excitotoxicidade da actividade induzida pelo glutamato no núcleo subtalâmico (Simola et al., 2014). Também atenuam indirectamente a neuroinflamação através da acção sobre microglia e astrocitos, células que fornecem funções protectoras e de apoio aos neurónios. Sabe-se que a cafeína nos torna mais alerta ao bloquear os receptores de adenosina, A_1 e A_{2A}, à medida que o nível de adenosina aumenta com períodos de vigília e ajuda a promover a sonolência (Carlson, 2011; Kong et al., 2002). No caso da doença de Parkinson, o foco está nos múltiplos efeitos negativos dos receptores A_{2A} estimulados no sistema dopaminérgico nigrostriatal, o caminho envolvido no controlo do movimento, que liga a substantia nigra com o estriato e uma região alvo de tratamento contra a doença. A degeneração dos neurónios dopaminérgicos nesta região contribui para os sintomas do défice motor da doença de Parkinson e pensa-se que aumente a entrada glutamatérica do córtex para o estriato. Isto, por sua vez, eleva a actividade glutamatérgica no núcleo subthalâmico e resulta em efeito de excitotoxicidade nos neurónios da substantia nigra, que estão muito próximos na região. Estudos demonstraram que a morte de neurónios dopaminérgicos no núcleo subthalâmico e a diminuição dos níveis de dopamina no striatum podem ser neutralizados por antagonistas A_{2A}, uma vez que a estimulação de tais receptores aumentou o nível de glutamato extracelular (Greenamyre,

2001; Lancelot & Beal, 1998; Morelli et al., 2010; Popoli, Betto, Reggio, & Ricciarello, 1995; Schwarzschild et al., 2003). A partir desta teoria proposta, podemos ter um vislumbre da íntima interligação entre diferentes regiões cerebrais que funcionam em conjunto para afectar o nosso bem-estar neurofisiológico.

Como mencionado, o segundo mecanismo dos antagonistas A_{2A} funciona combatendo a neuroinflamação através da supressão da activação de microglia e astrocitos, que também expressam receptores A_{2A} e iniciam respostas inflamatórias (Armentero et al., 2011; Halliday e Stevens, 2011; Hirsch e Hunot, 2009; Litteljohn, Mangano, Clarke, Bobyn, Moloney, & Hayley, 2010; Lopes, Sebastião, & Ribeiro, 2011; Reale et al., 2009). A neuroinflamação desempenha um papel no progresso da neurodegeneração da doença de Parkinson. Vale a pena notar que a acção dos antagonistas dos receptores A_1 não produziu resultados comparáveis de benefícios neuroprotectores como os dos receptores A_{2A} em modelos de ratos da doença de Parkinson (Chen et al., 2001).

Como estão envolvidos múltiplos processos na progressão da doença de Parkinson, existem opções de tratamento que podem visar certos mecanismos mas ao mesmo tempo, não afectando outros. Portanto, um único medicamento ou procedimento cirúrgico pode não ser suficiente para manter a gama completa de sintomas à distância. A degeneração dos neurónios dopaminérgicos, para além da sua iniciação por mutação genética e agregação e má distribuição de proteínas, que são seguidas por uma série de desordens celulares que culminam na disfunção motora de um indivíduo, é também exacerbada pelo stress oxidativo. A investigação tem estudado o papel potencial do remédio para a dor de balcão, o acetaminofeno, na redução do efeito de tal processo na progressão da doença. Num estudo com modelo animal, a administração de baixas concentrações de acetaminofeno demonstrou ser protectora contra a neurodegeneração induzida pela 6-hidroxidopamina(6-OHDA), uma neurotoxina que pode auto-oxidar e gerar espécies reactivas de oxigénio para esgotar as enzimas anti-oxidantes dentro das células e isto leva a eventuais danos celulares (Locke, Fox, Caldwell, & Caldwell, 2008; Simola, Morelli, & Carta, 2007). Além disso, várias concentrações de acetaminofen no mesmo estudo foram eficazes na supressão da degeneração induzida pela tirosina hidroxilase(TH), também um contribuinte para a formação de radicais oxigenados que prejudica os neurónios dopaminérgicos (Adams Jr., 2012; Locke et al., 2008).

Um estudo realizado por Tripathy and Grammas (2009) que testou a resposta das células endoteliais do cérebro de ratos, que foram pré-tratadas com acetaminofeno, ao stress oxidativo demonstrou um aumento da sobrevivência celular quando expostos à menadione, o stressor que libertava espécies reactivas de oxigénio. A protecção oferecida a estas células também se devia em parte à capacidade do acetaminofeno de aumentar a expressão de uma proteína anti-apoptótica Bcl2, influenciando assim negativamente a morte celular. Um estudo posterior relatou que a adição de acetaminofeno aos microvasos cerebrais de ratos aumentou a expressão vascular das proteínas neuroprotectoras, que se descobriu diminuir com o aumento da idade dos animais (Tripathy, Sanchez, Yin, Martinez, & Grammas, 2012). Embora seja necessária mais investigação, e não apenas modelos animais mas também estudos epidemiológicos humanos sobre o consumo de acetaminofeno e apesar de os mecanismos da droga serem menos directos e específicos do alvo em comparação com a cafeína ou os antagonistas $_{A2A}$, tais provas preliminares não devem ser tomadas de ânimo leve só porque parecem triviais e demasiado boas para serem verdadeiras.

Embora a etiologia da doença de Parkinson possa ser tão elusiva como a descoberta da sua cura final, poderíamos obter informações úteis a partir dos factores de risco estabelecidos, por exemplo, idade e sexo (Van Den Eeden et al., 2003). É amplamente conhecido que a velhice e o facto de se ser homem aumenta o risco de desenvolver a doença de Parkinson. Com base nesta observação, a investigação tem analisado os factores do estilo de vida normalmente associados ao sexo masculino, desde os hábitos tabágicos ao alcoolismo (Benedetti et al., 2000; Chekoway et al. , 2002). O resultado surpreendente é que estes dois hábitos populares de estilo de vida comprometedores com a saúde podem ser benéficos em vez de causarem mais danos. Por outro lado, é interessante notar que numa parte da região cerebral da via nigrostriatal onde os neurónios dopaminérgicos tendem a degenerar na doença de Parkinson, a substantia nigra pars compacta, existem diferenças na expressão dos receptores de androgénio e estrogénio presentes nas células através das fases de desenvolvimento que podem regular outros sistemas neurotransmissores (Ravizza, Galanopoulou, Velišková, & Moshé, 2002). Estudos demonstraram também que o estrogénio pode ter funções neuroprotectoras para estes neurónios apesar da sua acção antidopaminérgica (Morale et al., 2006; Morissette, Al Sweidi, Callier, & Di Paolo, 2008). A investigação futura deve aprofundar o papel da testosterona em influenciar a manutenção dos neurónios dopaminérgicos desta região sensível em relação com a doença de Parkinson.

Capítulo 5: Dopamina, Processamento de Recompensa Disfuncional, e Depressão

Sabe-se que a dopamina está envolvida em muitas funções cerebrais, particularmente na motivação, aprendizagem, recompensa e processamento do prazer e controlo motor, com a investigação a começar a descobrir mais do seu papel na depressão e distúrbios neuropsiquiátricos relacionados. A depressão é cada vez mais reconhecida como uma doença multifacetada que não só afecta o humor e afecta, mas também o funcionamento diário, a cognição e a motivação, com o aspecto de uma aprendizagem deficiente da recompensa a desempenhar um papel nas manifestações dos seus sintomas. Para se conseguir uma descrição abrangente da etiologia desta perturbação é, portanto, necessário ter em conta múltiplos factores que tornam a depressão um dos mais incapacitantes e contraproducentes para indivíduos com tal condição. Um número crescente de investigações tem-se concentrado no estudo da disfunção das vias de processamento de recompensas exibidas por indivíduos deprimidos, no entanto, a intervenção medicamentosa que visa regiões dopaminérgicas ainda está nas suas fases iniciais de experimentação com direcções menos específicas a tomar. Além disso, não é claro quais os factores iniciais que contribuem para o deficiente processamento de recompensas e o desequilíbrio na sensibilidade a recompensas positivas e negativas exibidas por indivíduos com depressão. Resultados incoerentes e ineficazes do tratamento medicamentoso para indivíduos clinicamente deprimidos têm encorajado mais investigação da doença em várias direcções, tais como estratégias cognitivo-comportamentais e estimulação cerebral, com o objectivo de expandir o leque de terapias alternativas melhores e promissoras no alívio de sintomas persistentes. O entendimento anterior, que associa fortemente o desequilíbrio neurotransmissor da serotonina com a desordem depressiva, tem limitações na explicação da causalidade e a presente investigação volta-se agora para a perspectiva do processamento disfuncional da recompensa (Delgado, Charney, Price, Landis, & Heninger, 1989).

A via mesolímbica de recompensa dopaminérgica do cérebro que é composta por projecções neuronais que vão desde a região do meio do cérebro até ao núcleo acrobático há muito que fascina os investigadores com o seu papel significativo no comportamento de procura do vermelho, dependência e impulsividade. A investigação está cada vez mais a explorar a teoria do processamento de recompensas deficientes que poderiam contribuir para a psicopatologia da depressão. Uma recompensa é qualquer coisa com um valor atractivo que cria uma tendência para um indivíduo se aproximar e consumi-la (Schultz, 2015). Esta abordagem e comportamento de consumo são as componentes antecipatórias e consumatórias do processamento da recompensa, respectivamente. Estudos com doentes depressivos demonstraram a sua reduzida sensibilidade ao reforço de estímulos positivamente compensadores, possivelmente devido à desregulamentação na aprendizagem da recompensa, o que também levou a uma resposta atípica de menor aversão a estímulos negativos (McFarland & Klein, 2009; Murphy, Robbins, & Sahakian, 2003). A anedonia, uma resposta decrescente e um efeito de redução dos estímulos de prazer, é manifestada por indivíduos depressivos. Pizzagalli et al. (2009) relataram que uma região nos gânglios basais, o caudato, reduziu os volumes nos participantes de estudo deprimidos que estavam associados com as suas pontuações mais elevadas de sintoma anedónico. Isto sublinha o papel das diferenças cerebrais volumétricas entre indivíduos deprimidos e não deprimidos que poderiam ser responsáveis pela reduzida conectividade interneuronal e locais de activação em regiões onde os receptores dopaminérgicos estão concentrados. Para alcançar uma compreensão mais profunda da psicopatologia da depressão, é importante estabelecer ligações relevantes entre a base social da aprendizagem relacionada com a guerra e o processamento neuroquímico subjacente na rede interna do cérebro, que em conjunto promovem a vulnerabilidade à doença. Assim, as primeiras experiências de vida e o desenvolvimento cerebral e a organização neuronal durante tais fases cruciais da infância e da adolescência são significativas na sua contribuição para a formação da atitude de cada um em relação à aprendizagem relacionada com o mundo real e as tendências comportamentais, assim a extensão da insensibilidade em relação ao valor da recompensa e a gravidade da disfuncionalidade que resultam e actuam sobre os processos neuroquímicos do desenvolvimento cerebral. No entanto, existe também bidireccionalidade na forma como se interage com o ambiente e a susceptibilidade genética a certos tipos de factores de stress exclusivos de um indivíduo não deve ser excluída do quadro geral.

Maior concentração na Dopamina e no Circuito de Recompensas

A investigação que tem recebido muita atenção recente também se debruça sobre o papel do sistema de recompensa dopaminérgico na neuropsicopatologia da depressão, prestando particular atenção à resposta deficiente aos estímulos positivos compensadores em indivíduos deprimidos (Dunlop & Nemeroff, 2007; Epstein et al., 2006; Nestler, & Carlezon, 2006; Pizzagalli, 2009; Ruhé, Mason, & Schene, 2007; Tremblay, 2005). A dopamina é um neurotransmissor que pertence à classe das monoaminas como a serotonina e é conhecido por estar envolvido numa variedade de funções mentais e físicas tais como motivação, aprendizagem de recompensas e actividade locomotora (Beninger, 1983; Flagel, 2011; Wise, 2004). A implicação da diminuição da activação dos neurónios dopaminérgicos envolvidos no mecanismo da depressão é que a progressão da desordem teria um impacto de grande alcance em vários aspectos do funcionamento de um indivíduo, em oposição a uma mera desregulação do humor. A activação de neurónios dopaminérgicos para processos necessários à motivação, aprendizagem e movimento que levam ao desempenho da acção de um indivíduo pode ter um papel a desempenhar no funcionamento físico deprimido da desordem. Embora continue por testar, o efeito negativo de uma aprendizagem de reforço da recompensa deficiente na depressão desenvolve-se provavelmente ao longo do tempo para produzir um efeito duradouro na idade adulta. A exploração da variação entre períodos depressivos de curto e longo prazo dos sujeitos de estudo em relação a provas de imagem de actividade dopaminérgica disfuncional poderia oferecer uma visão do funcionamento temporal e do provável papel de causalidade dos circuitos de recompensa do cérebro. Vimos num capítulo anterior que a redução da activação dopaminérgica na via de recompensa do cérebro é uma das observações mais marcantes em sujeitos deprimidos. Seria uma surpresa saber que a dopamina também é descoberta como funcionalmente presente e utilizada na parte da retina dos nossos olhos? Talvez não, se conseguirmos estabelecer as ligações entre os nossos olhos e cérebros em termos de sensibilidade e positividade da recompensa. Pode mesmo haver diferenças sexuais potenciais em termos da distribuição do tipo de receptor neste órgão sensorial quando se considera a forma como homens e mulheres vêem os objectos estéticos e o mundo da arte de forma diferente. Será uma surpresa que os homens tendam a apreciar mais os veículos motorizados do que a arte floral fina? Existem, de facto, vias intraretinas dopaminérgicas na parte de trás dos nossos olhos. Quando os sujeitos deprimidos viam imagens emocionais positivas, havia um processamento deficiente no núcleo do cérebro da região dos acúmulos. Assim, pode-se ver a ligação entre a nutrição por estímulos externos e a natureza das respostas internas do cérebro. Seria uma triste falta estudá-las isoladamente. Em doentes com a doença de Parkinson, verifica-se um défice na discriminação entre as cores e a sensibilidade ao contraste na sua visão, uma vez que obtiveram resultados abaixo dos controlos saudáveis no teste Fansworth-Munsell 100-Hue, mesmo apesar de estarem sob medicação (Büttner et al., 1995; Pieri et al., 2000; Price et al., 1992). Intuitivamente, deveria ser bom dizer que o esgotamento da dopamina na doença de Parkinson não é exclusivo da região substantia nigra no striatum dorsal do cérebro, caso contrário a função da retina destes pacientes ainda estaria confortavelmente intacta. Isto também aponta para a função partilhada entre os nossos olhos e o cérebro que serve para promover um processamento agradável e positivo de recompensas para além das suas funções isoladas específicas. Imagine, por exemplo, que diferença faria para o seu nível de prazer ou satisfação entre olhar para um único rosa vermelho profundo e as várias cores bem combinadas de um arco-íris no céu. Dica - a discriminação de cores desempenha um papel. Ou, existe alguma diferença no seu nível de humor entre olhar para um lírio branco liso e grupos de rosas Bonica com diferentes tonalidades de rosa e branco? Mais uma vez, a função da sensibilidade ao contraste entra em cena. Com a dopamina, podemos desfrutar das respostas que aliviam o humor trazidas por estas duas funções visuais, as quais por sua vez acabam por servir para promover o nosso gozo das ricas propriedades de prazer do mundo e do universo que nos rodeia. Este é apenas um dos muitos exemplos de uma demonstração da ligação holística entre os diferentes componentes neurofisiológicos do nosso corpo - neste caso, os nossos sistemas visuais e cerebrais, trabalhando em conjunto para garantir que podemos desfrutar da variedade da beleza na vida. No final do processo de tudo isto, beneficiamos, e é por isso que existe um aspecto ricamente colorido e contrastado de uma ave pica-pau do Norte Flicker na capa deste livro sobre dopamina! Por outro lado, talvez um alvo futuro promissor para o diagnóstico e tratamento precoce da doença de Parkinson possa ser a utilização destes testes de discriminação de cor e sensibilidade ao contraste para uma detecção mais conveniente, menos invasiva e barata da doença.

Voltando ao tema da depressão clínica, ainda temos de ver a correlação da função dopaminérgica afectada com a exposição a longo prazo a estímulos negativos e experiências de vida passadas que poderiam ter produzido uma resposta atenuada a elementos positivos num indivíduo devido à modificação duradoura de circuitos neurais relevantes. Estudos prospectivos sao úteis neste caso para o estudo de crianças e adolescentes em provável alto risco de depressão, com base em variáveis tais como condições de vida desfavorecidas e falta de apoio social, e para incluir estas medidas sociocomportamentais com descobertas neurocientíficas concomitantes para melhor explorar o factor mediador temporal no início da depressão. Por outro lado, a medida do nível de positividade e negatividade dos estímulos e/ou temas amostrados nos estudos está relacionada com a característica da valência, que implica a percepção e avaliação emocional, daí que a região límbica do cérebro e as vias associadas desempenhem um papel importante no processamento da resposta emocional pelos participantes. As anomalias da região localizada e da ligação dos circuitos são igualmente significativas na patologia da desordem (Downar et al., 2014; Zhang et al., 2011). Foi descoberta uma disfunção na rede límbico-cortical juntamente com um volume reduzido de certas regiões corticais pré-frontais em indivíduos deprimidos (Bremner, 2002). É também provável que as respostas ao tratamento medicamentoso possam ser moduladas por anomalias na rede límbico-subcortical, enfatizando assim aspectos estruturais e funcionais como alvos adicionais desafiantes para o tratamento e a eficácia inadequada e temporal da medicação padrão. Uma questão que poderia ser levantada é se os alvos dos medicamentos de libertação de neurotransmissores produzem um processo mais transitório ou de curta duração que está sujeito a flutuações diárias de sinais internos e externos. Seria útil desenhar um modelo hierárquico do processo de depressão a partir dos níveis micro localizados fundamentais até aos níveis macro regionais. No entanto, é difícil determinar a direcção do efeito que considera o papel da desregulação dos neurotransmissores, da redução da activação dopaminérgica e da modificação estrutural para responder à questão da precedência na causalidade. Assim, seria interessante ver estudos com uma concepção mais abrangente na metodologia, que tentam combinar conceitos de vários níveis para beneficiar a compreensão actual das interacções neuronais dinâmicas, em vez de as examinar como unidades ou conceitos discretos.

Embora a actividade dopaminérgica atenuada em resposta a estímulos positivos possa contribuir para a persistência do humor depressivo em indivíduos susceptíveis, o mecanismo causal exacto que põe em movimento tal sintoma anedónico continua por investigar em profundidade e pode não ser uma resposta de tamanho único, mas implicar uma combinação e integração de processos neurais que abrangem vários níveis de hierarquia neuropsicológica. Pode-se perguntar, dado o conhecimento da redução da transmissão dopaminérgica na via mesolímbica, será que os agonistas dopaminérgicos (ligandos que se ligam e activam receptores dopaminérgicos) podem fazer parte da futura via de tratamento farmacológico para a depressão clínica? A resposta é que ainda é muito cedo para dizer, uma vez que não conhecemos bem a lista completa de possíveis efeitos secundários associados a um mero punhado de medicamentos agonistas que estão a ser desenvolvidos. Como exemplo, embora o teste pré-clínico em animais do potenciador receptor de dopamina D1, DETQ, apoie a sua potencial utilização no tratamento da depressão e dos distúrbios neuropsiquiátricos relacionados, também lança preocupações imunológicas e de ciclo sono-vigília ao elevar os níveis de histamina (Bruns et al., 2018). Assim, uma ligação lucrativa entre a viabilidade no uso médico e o(s) resultado(s) clínico(s) de benefício sobre custos determinaria o progresso na implementação futura de medicamentos agonistas dopaminérgicos como candidatos a intervenção para a desordem depressiva. Entretanto, poderíamos utilizar alguma ajuda de bebidas naturais "psicoactivas" de conforto, tais como café com cafeína e chocolate quente, como remédios. A cafeína, no café, está ligada a uma acção antagónica sobre os receptores de adenosina, que por sua vez promove a libertação de dopamina no cérebro. Como se poderia adivinhar, o consumo excessivo de cafeína acabaria por levar a um aumento da produção de dopamina que culmina em episódios psicóticos temporários. Esta é obviamente uma desvantagem negativa da utilização da actividade dopaminérgica para aliviar a depressão. Por outro lado, uma bebida de chocolate quente poderia provavelmente contornar este canal, induzindo directamente a libertação de endorfinas, uma alternativa positiva ao envolvimento de dopamina, que poderia promover o alívio do stress ou da depressão, afectando as nossas emoções de base, bem como reduzir o sintoma depressivo da disforia (Castell, Pérez-Cano, & Bisson, 2013). Além disso, existem benefícios neuroprotectores consideráveis associados aos numerosos componentes presentes no cacau e no chocolate que ajudam a manter a nossa saúde cerebral e a melhorar a cognição (Madhavadas, Kapgal, Kutty, & Subramanian, 2016; Magrone, Russo, & Jirillo, 2017; Marshall, 2007; Melzig, Putscher, Henklein, & Haber, 2000; Nehlig, 2013).

Capítulo 6: Os efeitos do stress sobre a actividade dopaminérgica

Com os papéis significativos que a dopamina desempenha nos distúrbios da depressão clínica e esquizofrenia, podemos perguntar-nos como é que um dos maiores problemas da vida, ou seja, o stress, se entrelaça com estas duas causas debilitantes mas crescentes de incapacidade e aumenta ainda mais os seus onerosos prognósticos. Sem dúvida, os efeitos, como na pluralidade, do stress são múltiplos. Ao analisar as numerosas investigações que documentam e analisam os seus efeitos nos níveis de libertação de dopamina, actividade neuroquímica e outras, há uma conclusão razoável que atesta o padrão de alternância, ou mesmo de auto-oposição, dependente do tempo, em jogo. É aqui que os investigadores que procuram introduzir variáveis confusas de componentes de drogas viciantes e estimulantes, por exemplo cocaína, anfetaminas, etc., nos seus estudos sobre animais ou seres humanos, não o observaram. Se quiser analisar verdadeiramente o ciclo natural de libertação, metabolismo e reposição de dopamina dentro do corpo humano e do cérebro e como isto abre caminho a potenciais padrões mal adaptados, como distúrbios depressivos e de dependência, é melhor evitar a inclusão ou administração de substâncias psicoestimulantes apenas para obter um maior poder e resultados estatisticamente significativos para os seus estudos. Esta tentativa não geraria uma melhor interpretação para os seus resultados, embora possa estar a acrescentar muitos dados para apoiar o seu poder estatístico. Dito isto, existe uma fonte limitada que pormenoriza de forma abrangente e "clara" os efeitos da janela temporal sensíveis, ou bifásicos e tónicos do stress sobre a actividade dopaminérgica no cérebro sem a influência adicional de drogas psicoestimulantes. No entanto, isto não significa nenhum. Há estudos que relatam com sucesso aumentos iniciais alternados seguidos de diminuições no nível de dopamina no núcleo acumbens e na área tegmental ventral (partes do circuito de recompensa mesolímbica do núcleo), bem como no córtex pré-frontal medial, após exposição a stress agudo (Cabib, & Puglisi-Allegra, 2012, Kaneyuki et al., 1991).

O padrão de redução alternada dos níveis e actividade de dopamina pode explicar a razão pela qual alguns estudos estão a relatar de uma forma ou de outra, e que este é um efeito sensível ao tempo. Se pudermos olhar para o princípio global único por detrás do propósito e existência da dopamina na nossa composição neurobiológica, isso poderia dar-nos uma experiência de pontos de ligação na compreensão do objectivo deste padrão auto-oponente dependente do tempo. A dopamina é o neurotransmissor que não só nos motiva, mas também nos activa, na busca de obter tanto prazer como alívio positivo das circunstâncias negativas da vida. Quando o stress agudo procura introduzir um efeito negativo no nosso sistema, a dopamina tem de entrar imediatamente em acção para o combater com positividade, o que explica porque é que o stress pode induzir sintomas psicóticos, um "precursor" da esquizofrenia (Mizrahi et al., 2012; Soliman et al., 2008). No entanto, o stress crónico ligado à depressão clínica provavelmente procede da "fase decrescente" da libertação de dopamina (que pode cair para níveis ex-

tremamente baixos abaixo do nível basal), o que explica por que razão a
depressão tende a seguir ou co-ocorrer com psicose ou esquizofrenia. Por
outro lado, poder-se-ia argumentar que o objectivo subconsciente de obter e
auto-administrar drogas viciantes, que conduzem a distúrbios de abuso de
substâncias, é compensar uma libertação de dopamina endógena precoce ou
crónica de baixos níveis e actividade neuroquímica relacionada. Este mecanismo compensatório, é claro, é, em última análise, aumentar a libertação
de dopamina para muito além dos seus níveis basais. Em palavras simples,
quando em qualquer instante, o nível basal de dopamina do seu cérebro é
baixo ou excessivamente utilizado, responderia naturalmente a este esgotamento, por exemplo, bebendo café, que é um antagonista da adenosina
que aumentará indirectamente a actividade dopaminérgica porque a adenosina tende a inibir a dopamina em certas regiões do cérebro. Por
conseguinte, o ciclo natural é aumentar sempre que há uma diminuição, e
vice-versa, de modo a alcançar um estado saudável e equilibrado que não
seja nem em excesso nem em esgotamento. Esta poderia ser uma razão pela
qual o café ou a cafeína têm sido relatados para aliviar e diminuir o risco de
depressão (Kanjanakorn, & Lee, 2017; Nehlig, 2016).

Capítulo 7: Dopamina e a Cura para Distúrbios de Abuso de Substâncias

Uma vez questionei um conferencista sobre se as pessoas que têm problemas de dependência alimentar também teriam menos probabilidades de se envolverem no abuso de substâncias (drogas ilícitas) uma vez que o prazer do consumo alimentar poderia aumentar os níveis de dopamina no cérebro como as drogas viciantes, substituindo assim a sua inclinação para se aproximarem destas drogas apenas para experimentarem os "altos"? A resposta que ele me deu foi bastante negativa e não muito encorajadora. Esperava que a dependência alimentar pudesse ser, pelo menos, um substituto suave e inofensivo das drogas de abuso. Embora os alimentos de prazer e conforto não elevem a dopamina a níveis excessivamente extremos e nem forneçam os "altos viciantes" que eram difíceis de resistir, pergunto-me se uma pessoa que se tivesse aventurado no território do vício alimentar antes de experimentar tais drogas, como seria diferente o resultado, uma vez que tem uma alternativa para remediar com experiências passadas já gravadas na sua memória? Escusado será dizer que as memórias da experiência de consumo de drogas viciantes e a(s) resposta(ões) psicofisiológica(s) de um toxicodependente desempenham um papel crucial e reforçador nos distúrbios de abuso de substâncias. Imagine só um dia, quando um consumidor abusivo de drogas acorda com amnésia e aparentemente não tem na sua mente nenhuma recordação dessas memórias relacionadas com drogas, como é que isso afectaria os seus desejos e reacções potenciais imediatos e futuros à visão de um comprimido de droga do qual já não faz a menor ideia. Parece um cenário de filme de sucesso, mas ainda vale a pena imaginar as suas possibilidades "positivas" para uma cura.

Voltando ao tema da dopamina, não se pode pôr em causa que a maioria das drogas viciantes acabam sempre por afectar os níveis do poderoso neurotransmissor dopamina numa das suas fases finais aquando da entrada no cérebro. Opiáceos, cannabis, anfetaminas, cocaína - todos eles elevam a dopamina a níveis consideráveis no núcleo acrobático/estriato ventricular. Bem, talvez a cannabis seja menos do que o resto da lista e essa é uma razão pela qual as pessoas têm afirmado que a cannabis não é tão perigosamente viciante como a maioria das drogas ilícitas. Isto apoia simplesmente o facto de que quanto maior for o impacto da droga na dopamina, maior será o seu potencial viciante. Existem programas de reabilitação de drogas que visam induzir as respostas psicofisiológicas negativas aversiológicas a uma droga num toxicodependente após o consumo, a fim de o dissuadir de recair no abuso de drogas. No entanto, esta estratégia tem menos probabilidades de sucesso porque, em última análise, as memórias agradáveis positivas relacionadas com as experiências de consumo de drogas assumiriam as negativas, anulando os seus efeitos negativos de curta duração porque, muito simplesmente, as respostas negativas aversivas não elevam os níveis de dopamina, não induzindo, portanto, a formação de memórias suficientes a longo prazo no cérebro. É uma maravilha, se uma nova estratégia para curar a dependência poderia ser conceber um método para contornar a via de ingestão de drogas ou a entrada no cére-

bro de tal forma que o toxicodependente não precisaria da substância noci-
va para aumentar os níveis de dopamina no núcleo acusativo, porque, em
última análise, a dopamina poderia ser responsável por induzir os maiores
prazeres e experiências positivas relacionadas com a ingestão de drogas.
Poderá o candidato ideal ser o L-DOPA, um precursor da dopamina que
pode contornar a barreira hemato-encefálica, e tem sido utilizado para o
tratamento da doença de Parkinson? Por outro lado, será que esta estratégia
apenas serviria para aumentar a intensidade do desejo e sintomas angusti-
antes de abstinência depois de mais dopamina estar a ser introduzida no
sistema? Esta é uma discussão desafiante e complexa.

A maioria dos investigadores já estão agora conscientes dos elevados riscos
para a saúde associados ao consumo de drogas viciantes durante a janela
etária vulnerável da adolescência. Porque é que isto é assim? Intuitivamente, uma parte da resposta pode residir nas mudanças e transformações
neurofisiológicas e hormonais cruciais que estão a ocorrer em tal fase de
crescimento. Numa revisão de Kennedy (2018), é relatado que a actividade
das enzimas metabolizadoras de drogas parece ser reduzida à medida que se
aproxima a pré-puberdade, particularmente para as raparigas, enquanto que
tais enzimas funcionam a níveis altamente elevados durante a infância. É
interessante notar que durante esta fase de diminuição da actividade do metabolismo das drogas quando uma menor quantidade de drogas psicoactivas
está a ser eficazmente metabolizada, desintoxicada e excretada do corpo
após a ingestão, o nível de hormona reprodutiva feminina, estrogénio, aumenta. A investigação com cafeína e substâncias relacionadas apoia a
observação de uma função reduzida das enzimas metabolizadoras de fármacos durante a adolescência. Existe provavelmente uma regulação da
afectação e distribuição dos recursos energéticos envolvidos entre as alterações hormonais reprodutivas e as necessidades enzimáticas do
metabolismo dos fármacos, na qual a primeira é prioritária e privilegiada
em relação à segunda. É, portanto, uma fase importante de trocas quando o
vencedor já está predeterminado, mas que também estaria em vigor apenas
durante um certo período. Neste caso, o período da adolescência pubertal é
certamente o pior momento para escolher experimentar drogas viciantes ou
abuso de substâncias se tais substâncias forem menos susceptíveis de serem
metabolizadas eficientemente pelas enzimas hepáticas que permanecem no
corpo durante um período prolongado de tempo. A overdose de drogas será,
portanto, um risco elevado para os adolescentes e adolescentes mais do que
para os adultos mais velhos, com as complicações resultantes que podem
surgir da competição de recursos com o sistema hormonal reprodutivo de
maturação rápida, que potencialmente sobrecarrega o corpo.

Referências

Adams Jr., J. D. (2012). Doença de Parkinson - apoptose e oxidação de dopamina. *Open Journal of Apoptosis, 1(1)*, 1-8. doi:10.4236/ojapo.2012.11001

Akkaya, C., Kaya, B., Kotan, Z., Sarandol, A., Ersoy, C., & Kirli, S. (2009). Hiperprolactinemia e possível desenvolvimento relacionado de prolactinoma durante o tratamento do amisulpride; três casos. Journal of Psychopharmacology, 23(6), 723-726.

Armentero, M. T., Pinna, A., Ferré, S., Lanciego, J. L., Müller, C. E., & Franco, R. (2011). Passado, presente e futuro dos antagonistas dos receptores de A(2A) adenosina na terapia da doença de Parkinson. *Pharmacology and Therapeutics, 132,* 280-299. doi:10.1016/j.pharmthera.2011.07.004

Beck, G. C., Brinkkoetter, P., Hanusch, C., Schulte, J., van Ackern, K., van der Woude, F. J., & Yard, B. A. (2004). Clinical review: immunomodulatory effects of dopamine in general inflammation. *Critical Care, 8(6),* 485.

Benedetti, M. D., Bower, J. H., Maraganore, D. M., McDonnell, S. K., Peterson, B. J., Ahlskog, J. E., ... & Rocca, W. A. (2000). Smoking, alcohol, and coffee consumption before Parkinson's disease: a case-control study. *Neurologia, 55(9),* 1350-1358.

Beninger, R. J. (1983). O papel da dopamina na actividade locomotora e na aprendizagem. *Brain Research Reviews, 6(2),* 173-196.

Borota, D., Murray, E., Keceli, G., Chang, A., Watabe, J. M., Ly, M., ... & Yassa, M. A. (2014). A administração de cafeína pós-estudo melhora a consolidação da memória nos seres humanos. Neurociência da Natureza, 17(2), 201-203.

Brandies, R., & Yehuda, S. (2008). O possível papel do sistema dopaminérgico da retina no desempenho visual. *Neuroscience &
Biobehavioral Reviews, 32*(4), 611-656.

Bremner, J. D., Vythilingam, M., Vermetten, E., Nazeer, A., Adil, J., Khan,
S., ... & Charney, D. S. (2002). Redução do volume do córtex or-
bitofrontal em grande depressão. *Biological psychiatry, 51*(4), 273-
279.

Bruns, R. F., Mitchell, S. N., Wafford, K. A., Harper, A. J., Shanks, E. A.,
Carter, G., ... & Beck, J. P. (2018). O perfil pré-clínico de um potenciador de dopamina D1 sugere utilidade terapêutica em
perturbações neurológicas e psiquiátricas. *Neurofarmacologia, 128,*
351-365.

Büttner, T., Kuhn, W., Müller, T., Patzold, T., Heidbrink, K., & Przuntek,
H. (1995). Distorcida discriminação de cor em pacientes 'de nova'parkinsonian. *Neurologia, 45*(2), 386-387.

Cabib, S., & Puglisi-Allegra, S. (2012). A mesoaccumbens dopamina em
lidar com o stress. *Neuroscience & Biobehavioral Reviews, 36*(1),
79-89.

Carboni, E., Imperato, A., Perezzani, L., & Di Chiara, G. (1989). A
anfetamina, cocaína, phencyclidina e nomifensina aumentam as
concentrações extracelulares de dopamina de preferência no núcleo
acusado de ratos em movimento livre. *Neurociência, 28*(3), 653-
661.

Carlson, N. R. (2011). *Fundamentos da neurociência comportamental.*
Boston, MA: Allyn e Bacon.

Castell, M., Pérez-Cano, F. J., & Bisson, J. F. (2013). Benefícios clínicos
do cacau: Uma visão geral. Em *Chocolate na saúde e nutrição* (pp.
265-275). Humana Press, Totowa, NJ.

Checkoway, H., Powers, K., Smith-Weller, T., Franklin, G. M., Longstreth Jr., W. T., & Swanson, P. D. (2002). Os riscos da doença de Parkinson associados ao consumo de cigarros, ao consumo de álcool e à ingestão de cafeína. *Revista americana de epidemiologia, 155*(8), 732-738.

Chen, J., Xu, K., Petzer, J. P., Staal, R., Xu, Y., Beilstein, M.,...Schwarzschild, M. A. (2001). Neuroprotecção por cafeína e inactivação do receptor de adenosina A2A num modelo da doença de Parkinson. *The Journal of Neuroscience, 21,* 1-6.

Delgado, P. L., Charney, D. S., Price, L. H., Landis, H., & Heninger, G. R. (1989). Neuroendócrina e efeitos comportamentais da restrição dietética do triptofano em indivíduos saudáveis. *Ciências da vida, 45*(24), 2323-2332.

Downar, J., Geraci, J., Salomons, T. V., Dunlop, K., Wheeler, S., McAndrews, M. P., ... & Flint, A. J. (2014). A anedonia e a conectividade em circuito vermelho distinguem os que não respondem dos que respondem à estimulação magnética transcraniana pré-frontal repetitiva dorsomedial em depressão grave. *Psiquiatria biológica, 76*(3), 176-185.

Dunlop, B. W., & Nemeroff, C. B. (2007). O papel da dopamina na fisiopatologia da depressão. *Arquivos de psiquiatria geral, 64*(3), 327-337.

Duszkiewicz, A. J., McNamara, C. G., Takeuchi, T., & Genzel, L. (2019). Novidade e modulação dopaminérgica da persistência da memória: um conto de dois sistemas. *Tendências em neurociências, 42*(2), 102-114.

Dutcher, J. M., Creswell, J. D., Pacilio, L. E., Harris, P. R., Klein, W. M. P., Levine, J. M.,...Eisenberger, N. I. (2016). A auto-afirmação activa o striatum ventral: um possível mecanismo de auto-afirmação relacionado com o vermelho. *Ciência Psicológica.* Advance online publication. doi: 10.1177/0956797615615625989

Epstein, J., Pan, H., Kocsis, J. H., Yang, Y., Butler, T., Chusid, J., ... & Silbersweig, D. A. (2006). Falta de resposta striatal ventral a estímulos positivos em sujeitos deprimidos versus normais. *American Journal of Psychiatry, 163*(10), 1784-1790.

Flagel, S. B., Clark, J. J., Robinson, T. E., Mayo, L., Czuj, A., Willuhn, I., ... & Akil, H. (2011). Um papel selectivo da dopamina na aprendizagem de estímulos-recompensa. *Natureza, 469*(7328), 53.

Foley, C., Corvin, A., & Nakagome, S. (2017). Genética da esquizofrenia: pronto a traduzir?... *Current Psychiatry Reports, 19*(9), 61.

Gasbarri, A., Verney, C., Innocenzi, R., Campana, E., & Pacitti, C. (1994). Neurónios dopaminérgicos mesolímbicos que inervam a formação hipocampal no rato: um estudo combinado de rastreio retrógrado e imuno-histoquímico. *Investigação cerebral, 668*(1-2), 71-79.

Greenamyre, J. T. (2001). Influências glutamétricas sobre os gânglios basais. *Clinical Neuropharmacology, 24,* 65-70.

Halliday, G. M., & Stevens, C. H. (2011). Glia: Iniciadores e progressores da patologia na doença de Parkinson. *Distúrbios do movimento, 26,* 6-17. doi: 10.1002/mds.23455

Hamidovic, A., Childs, E., Conrad, M., King, A., & de Wit, H. (2010). As alterações de humor induzidas pelo stress e a libertação de cortisol prevêem os efeitos da anfetamina no humor. *Dependência de drogas e álcool, 109*(1-3), 175-180.

Henriksen, M. G., Nordgaard, J., & Jansson, L. B. (2017). Genetics of schizophrenia: overview of methods, findings and limitations. *Frontiers in human neuroscience, 11,* 322.

Hirsch, E. C., & Hunot, S. (2009). Neuroinflamação na doença de Parkinson: Um alvo para a neuroprotecção? *Lancet Neurology, 8*, 382-397.

Hunter, M. D., Mysorekar, S., & Woodruff, P. W. R. (2005). Transmissão visual na esquizofrenia. *Humanidades médicas, 31*(1), 55-55.

Jose, P. A., Eisner, G. M., & Felder, R. A. (2002). Papel dos receptores de dopamina no rim na regulação da pressão sanguínea. *Opinião actual em nefrologia e hipertensão, 11*(1), 87-92.

Kaneyuki, H., Yokoo, H., Tsuda, A., Yoshida, M., Mizuki, Y., Yamada, M., & Tanaka, M. (1991). O stress psicológico aumenta a rotação da dopamina selectivamente em neurónios mesoprefrontais de dopamina de ratos: inversão por diazepam. *Investigação cerebral, 557*(1-2), 154-161.

Kanjanakorn, A., & Lee, J. (2017). Examinar as emoções e comparar o Perfil EsSense® e a Experiência de Consumo de Café em bebedores de café no ambiente natural. *Qualidade e preferência alimentar, 56*, 69-79.

Kennedy, M. J. (2008). Regulação hormonal da actividade enzimática hepática de metabolização de fármacos durante a adolescência. *Farmacologia & Terapêutica Clínica, 84*(6), 662-673.

Kong, J., Shepel, N., Holden, C. P., Mackiewicz, M., Pack, A. I., & Geiger, J. D. (2002). O glicogénio cerebral diminui com o aumento dos períodos de vigília: Implicações para a condução homeostática para dormir. *Journal of Neuroscience, 22*, 5581-5587.

Kudoh, M., & Shibuki, K. (2006). A aprendizagem da discriminação da sequência sonora motivada pela recompensa requer a activação do receptor dopaminérgico D2 no córtex auditivo do rato. *Aprendizagem & Memória, 13*(6), 690-698.

Lancelot, E., & Beal, M. F. (1998). Toxicidade do glutamato em doenças neurodegenerativas crónicas. *Progress in Brain Research, 116*, 331-347.

Lemon, N., & Manahan-Vaughan, D. (2006). Os receptores Dopamina D1/D5 permitem a aquisição de nova informação através da potenciação hipocampal a longo prazo e depressão a longo prazo. *Journal of Neuroscience, 26*(29), 7723-7729.

Leyton, M., Boileau, I., Benkelfat, C., Diksic, M., Baker, G., & Dagher, A. (2002). Aumento de dopamina extracelular induzido por anfetaminas, falta de drogas, e procura de novidades: um estudo PET/[11C] raclopride em homens saudáveis. *Neuropsicofarmacologia, 27*(6), 1027-1035.

Li, S., Cullen, W. K., Anwyl, R., & Rowan, M. J. (2003). Facilitação dependente de dopamina da indução de LTP em hipocampais CA1 pela exposição à novidade espacial. *Neurociência da natureza, 6*(5), 526-531.

Litteljohn, D., Mangano, E., Clarke, M., Bobyn, J., Moloney, K., & Hayley, S. (2010). Mecanismos inflamatórios de neurodegeneração em modelos baseados em toxinas da doença de Parkinson. *Doença de Parkinson, 2011*, 1-18. doi:10.4061/2011/713517

Locke, C. J., Fox, S. A., Caldwell, G. A., & Caldwell, K. A. (2008). Acetaminofeno atenua a degeneração dos neurónios dopaminérgicos em modelos animais da doença de Parkinson. *Neuroscience Letters, 2*, 129-133. doi:10.1016/j.neulet.2008.05.003

Lopes, L. V., Sebastião, A. M., & Ribeiro, J. A. (2011). Adenosina e medicamentos relacionados em doenças cerebrais: Presente e futuro nos ensaios clínicos. *Tópicos actuais em Química Medicinal, 11*, 1087-1101.

Maddock, R. J., Garrett, A. S., & Buonocore, M. H. (2003). Activação do córtex cingulado posterior por palavras emotivas: fMRI evidência de uma tarefa de decisão de valentia. *Human brain mapping, 18*(1), 30-41.

Madhavadas, S., Kapgal, V. K., Kutty, B. M., & Subramanian, S. (2016). O efeito neuroprotector do chocolate negro em ratos modelo não transgénicos da doença de Alzheimer induzida pelo glutamato monossódico: estudos bioquímicos, comportamentais e histológicos. *Diário de suplementos alimentares, 13*(4), 449-460.

Magrone, T., Russo, M. A., & Jirillo, E. (2017). Cacau e polifenóis de chocolate negro: da biologia às aplicações clínicas. *Frontiers in immunology, 8*, 677.

Marshall, S. (2007). Chocolate: indulgência ou medicina? *Jornal Farmacêutico (Vol 278).*

McFarland, B. R., & Klein, D. N. (2009). Reactividade emocional na depressão: diminuição da reactividade à recompensa antecipada mas não à punição antecipada ou à não-recompensa ou evasão. *Depressão e ansiedade, 26*(2), 117-122.

McKenna, F., McLaughlin, P. J., Lewis, B. J., Sibbring, G. C., Cummerson, J. A., Bowen-Jones, D., & Moots, R. J. (2002). Expressão do receptor de dopamina em linfócitos T e B humanos, monócitos, neutrófilos, eosinófilos e células NK: um estudo citométrico de fluxo. *Journal of neuroimmunology, 132*(1-2), 34-40.

McNamara, C. G., Tejero-Cantero, Á., Trouche, S., Campo-Urriza, N., & Dupret, D. (2014). Os neurónios dopaminérgicos promovem a reactivação hipocampal e a persistência da memória espacial. *Neurociência da natureza, 17*(12), 1658-1660.

Melzig, M. F., Putscher, I., Henklein, P., & Haber, H. (2000). Actividade farmacológica in vitro do tetrahidroisoquinolina salsolinol presente em produtos de Theobroma cacao L. como o cacau e o chocolate. *Journal of ethnopharmacology*, *73*(1-2), 153-159.

Menezes, J., Alves, N., Borges, S., Roehrs, R., de Carvalho Myskiw, J., Furini, C. R. G., ... & Mello-Carpes, P. B. (2015). A facilitação da extinção do medo pela novidade depende da acção da dopamina nos receptores de dopamina do tipo D1 no hipocampo. *Actas da Academia Nacional das Ciências*, *112*(13), E1652-E1658.

Mennini, T., Mocaer, E., & Garattini, S. (1987). Tianeptine, um potenciador selectivo da captação de serotonina no cérebro de ratos. *Naunyn-Schmiedeberg's archives of pharmacology*, *336*(5), 478-482.

Meyer, J. S., & Quenzer, L. F. (2013). Psicofarmacologia: As drogas, o cérebro e o comportamento. Sinauer Associates.

Mizrahi, R., Addington, J., Rusjan, P. M., Suridjan, I., Ng, A., Boileau, I., ... & Wilson, A. A. (2012). Aumento da libertação de dopamina induzida pelo stress em psicose. *Biological psychiatry*, *71*(6), 561-567.

Mondelli, V., Dazzan, P., Hepgul, N., Di Forti, M., Aas, M., D'Albenzio, A., ... & Morgan, C. (2010). Níveis anormais de cortisol durante o dia e resposta ao despertar do cortisol na psicose do primeiro episódio: o papel do stress e do tratamento antipsicótico. *Schizophrenia research*, *116*(2-3), 234-242.

Morale, M. C., Serra, P. A., L'Episcopo, F., Tirolo, C., Caniglia, S., Testa, N., ... & Miele, E. (2006). Estrogénio, neuroinflamação e neuroprotecção na doença de Parkinson: a glia dita a resistência versus vulnerabilidade à neurodegeneração. *Neurociência*, *138*(3), 869-878.

Morelli, M., Carta, A. R., Kachroo, A., & Schwarzschild, M. A. (2010). Papéis fisiopatológicos para os purines: Adenosina, cafeína e urate.

Progress in Brain Research, 183, 183-208. doi:10.1016/S0079-6123(10)83010-9

Morissette, M., Al Sweidi, S., Callier, S., & Di Paolo, T. (2008). Estrogénio e SERM neuroprotecção em modelos animais da doença de Parkinson. *Endocrinologia molecular e celular, 290*(1-2), 60-69.

Morrison, A. P., Frame, L., & Larkin, W. (2003). Relação entre trauma e psicose: Uma revisão e integração. *British Journal of Clinical Psychology, 42*(4), 331-353.

Müller, N., Weidinger, E., Leitner, B., & Schwarz, M. J. (2015). O papel da inflamação na esquizofrenia. *Frontiers in neuroscience, 9,* 372.

Murphy, F. C., Michael, A., Robbins, T. W., & Sahakian, B. J. (2003). Dificuldades neuropsicológicas em pacientes com desordens depressivas graves: os efeitos do feedback no desempenho de tarefas. *Medicina psicológica, 33*(03), 455-467.

Myburgh JA, Upton RN, Grant C, Martinez A. Uma comparação dos efeitos da norepinefrina, epinefrina, e dopamina no fluxo sanguíneo cerebral e na utilização de oxigénio.

Nau, R., Sander, D., & Klingelhöfer, J. (1992). Relação entre infusões de dopamina e hemodinâmica intracraniana em doentes com pressão intracraniana elevada. *Neurologia clínica e neurocirurgia, 94*(2), 143-148.

Nehlig, A. (2013). Os efeitos neuroprotectores do flavanol de cacau e a sua influência no desempenho cognitivo. *Revista britânica de farmacologia clínica, 75*(3), 716-727.

Nehlig, A. (2016). Efeitos do café/cafeína na saúde e doença cerebral: O que devo dizer aos meus pacientes? *Neurologia prática, 16*(2), 89-95.

Nestler, E. J., & Carlezon, W. A. (2006). O circuito de recompensa da dopamina mesolimbica em depressão. *Biological psychiatry, 59*(12), 1151-1159.

Perroud, N., & Huguelet, P. (2004). Um possível efeito do amisulpride no crescimento de um prolactinoma numa mulher com distúrbio de personalidade limítrofe. Investigação farmacológica, 50(3), 377-379.

Pieri, V., Diederich, N. J., Raman, R., & Goetz, C. G. (2000). Diminuição da discriminação de cor e da sensibilidade ao contraste na doença de Parkinson. *Journal of the neurological sciences, 172*(1), 7-11.

Pizzagalli, D. A., Holmes, A. J., Dillon, D. G., Goetz, E. L., Birk, J. L., Bogdan, R., ... & Fava, M. (2009). Reduzido caudato e núcleo acusa resposta a recompensas em indivíduos não medicados com grande desordem depressiva. *American Journal of Psychiatry, 166*(6), 702-710.

Pontieri, F. E., Tanda, G., & Di Chiara, G. A. E. T. A. N. O. (1995). A cocaína intravenosa, morfina e anfetamina aumentam preferencialmente a dopamina extracelular na" casca" em comparação com o" núcleo" do núcleo do rato acumbens. *Actas da Academia Nacional das Ciências, 92*(26), 12304-12308.

Popoli, P., Betto, P., Reggio, R., & Ricciarello, G. (1995). A estimulação dos receptores de adenosina A(2A) aumenta os níveis de glutamato extracelular striatal em ratos. *European Journal of Pharmacology, 287,* 215-217.

Price, M. J., Feldman, R. G., Adelberg, D., & Kayne, H. (1992). Anormalidades na visão a cores e sensibilidade ao contraste na doença de Parkinson. *Neurologia, 42*(4), 887-887.

Ract, C., Vigué, B., Bodjarian, N., Mazoit, J. X., Samii, K., & Tadié, M. (2001). Comparação de dopamina e norepinefrina após lesão cerebral traumática e insulto hipóxico-hipotensivo. *Journal of neuro-trauma, 18*(11), 1247-1254.

Ravizza, T., Galanopoulou, A. S., Velišková, J., & Moshé, S. L. (2002). Diferenças sexuais na expressão dos receptores de androgénio e estrogénio na substantia nigra do rato durante o desenvolvimento: um estudo imuno-histoquímico. *Neuroscience, 115*(3), 685-696.

Reale, M., Iarlori, C., Thomas, A., Gambi, D., Perfetti, B., Di Nicola, M., & Onofrj, M. (2009). Perfil das citocinas periféricas na doença de Parkinson. *Cérebro, Comportamento, e Imunidade, 23,* 55-63. doi:10.1016/j.bbi.2008.07.003

Rothschild, A. J., Langlais, P. J., Schatzberg, A. F., Walsh, F. X., Cole, J. O., & Bird, E. D. (1984). A dexametasona aumenta a dopamina livre de plasma no homem. *Journal of psychiatric research, 18*(3), 217-223.

Ruhé, H. G., Mason, N. S., & Schene, A. H. (2007). O humor está indirectamente relacionado com os níveis de serotonina, norepinefrina e dopamina nos seres humanos: uma meta-análise de estudos de esgotamento de monoamina. *Psiquiatria Molecular, 12*(4), 331.

Schuff, K. G., Hentges, S. T., Kelly, M. A., Binart, N., Kelly, P. A., Iuvone, P. M., ... & Low, M. J. (2002). A falta de sinalização do receptor de prolactina em ratos resulta na proliferação de lactotrofos e prolactinomas por mecanismos dependentes e independentes da dopamina. The Journal of clinical investigation, 110(7), 973-981.

Schultz, W. (2015). Recompensa neuronal e sinais de decisão: das teorias aos dados. *Revisões Fisiológicas, 95*(3), 853-951.

Schwarzschild, M. A., Chen, J. F., Tennis, M., Messing, S., Kamp, C., Ascherio, A., Holloway, R. G., Marek, K., Tanner, C. M., McDermott, M., Lang, A. E., & The Parkinson Study Group. (2003). Relacionando o consumo de cafeína com a progressão da doença de

Parkinson e o desenvolvimento de disquinesias. *Distúrbios do movimento, 18,* 1082-1083. doi:10.1002/mds.10585

Shinkai, S., Watanabe, S., Asai, H., & Shek, P. N. (1996). Cortisol response to exercise and post-exercise suppression of blood lymphocyte subset counts. *Revista internacional de medicina desportiva, 17*(08), 597-603.

Simola, N., Morelli, M., & Carta, A. R. (2007). O modelo de 6-Hidroxidopamina da doença de Parkinson. *Neurotoxicity Research, 11,* 151-167.

Soliman, A., O'driscoll, G. A., Pruessner, J., Holahan, A. L. V., Boileau, I., Gagnon, D., & Dagher, A. (2008). Liberação de dopamina induzida pelo stress em humanos em risco de psicose: um estudo PET de [11 C] raclopride. *Neuropsicofarmacologia, 33*(8), 2033-2041.

Sperling, S., & Bhatt, H. (2016). Prolactinoma: Um Efeito Massivo na Densidade Mineral Óssea de um Paciente Jovem. Relatos de casos em endocrinologia, 2016.

Szarfman, A., Tonning, J. M., Levine, J. G., & Doraiswamy, P. M. (2006). Antipsicóticos atípicos e tumores hipofisários: um estudo de farmacovigilância. Farmacoterapia: The Journal of Human Pharmacology and Drug Therapy, 26(6), 748-758.

Tian, N. , Xu, H. P. , & Wang P. (2015). Os receptores de dopamina D2 regulam de preferência o desenvolvimento de respostas de luz da retina interna. *European Journal of Neuroscience,* 41(1),17-30.

Tran, A. H., Uwano, T., Kimura, T., Hori, E., Katsuki, M., Nishijo, H., & Ono, T. (2008). O receptor Dopamina D1 modula a plasticidade da representação hipocampal à novidade espacial. *Journal of Neuroscience, 28*(50), 13390-13400.

Tremblay, L. K., Naranjo, C. A., Graham, S. J., Herrmann, N., Mayberg, H. S., Hevenor, S., & Busto, U. E. (2005). Substratos neuroanatómicos funcionais de processamento de recompensa alterado em grande desordem depressiva revelada por uma sonda dopaminérgica. *Archives of general psychiatry, 62*(11), 1228-1236.

Tripathy, D., & Grammas, P. (2009). Acetaminofeno protege as células endoteliais do cérebro contra o stress oxidativo. *Microvascular Research, 77,* 289-296. doi:10.1016/j.mvr.2009.02.002

Tripathy, D., Sanchez, A., Yin, X., Martinez, J., & Grammas, P. (2012). Diminuição das proteínas neuroprotectoras derivadas da cerebrovascular relacionada com a idade: Efeito do acetaminofeno. *Microvascular Research, 84,* 278-285. doi:10.1016/j.mvr.2012.08.004

Van Den Eeden, S. K., Tanner, C. M., Bernstein, A. L., Fross, R. D., Leimpeter, A., Bloch, D. A., & Nelson, L. M. (2003). Incidência da doença de Parkinson: variação por idade, sexo e raça/étnicidade. *Revista americana de epidemiologia, 157*(11), 1015-1022.

Vaughan, C. J., Aherne, A. M., Lane, E., Power, O., Carey, R. M., & O'Connell, D. P. (2000). Identificação e distribuição regional do receptor de dopamina D1A no tracto gastrointestinal. *American Journal of Physiology-Regulatory, Integrative and Comparative Physiology, 279*(2), R599-R609.

Venkatasubramanian, G., Chittiprol, S., Neelakantachar, N., Shetty, T., & Gangadhar, B. N. (2010). Efeito do tratamento antipsicótico sobre o Factor de Crescimento 1 e o cortisol semelhantes à insulina na esquizofrenia: um estudo longitudinal. *Investigação da esquizofrenia, 119*(1-3), 131-137.

Wand, G. S., Oswald, L. M., McCaul, M. E., Wong, D. F., Johnson, E., Zhou, Y., ... & Kumar, A. (2007). Associação de libertação de dopamina estriatal induzida por anfetaminas e respostas do cortisol ao stress psicológico. *Neuropsicofarmacologia, 32*(11), 2310-2320.

Winterer, G., & Weinberger, D. R. (2004). Genes, dopamina e relação sinal/ruído cortical na esquizofrenia. *Tendências em neurociências, 27*(11), 683-690.

Wise, R. A. (2004). Dopamina, aprendizagem e motivação. *Nature reviews neuroscience, 5*(6), 483.

Wittmann, B. C., Bunzeck, N., Dolan, R. J., & Düzel, E. (2007). Antecipação da novidade recruta sistema de recompensa e hipocampo enquanto promove o recolhimento. *Neuroimage, 38*(1), 194-202.

Wyvell, C. L., & Berridge, K. C. (2000). A anfetamina intra-acumbens aumenta a saliência de incentivo condicionado da recompensa da sacarose: aumento da recompensa "carente" sem aumento do "gosto" ou reforço da resposta. *Journal of Neuroscience, 20*(21), 8122-8130.

Xing, F., Hu, X., Jiang, J., Ma, Y., & Tang, A. (2016). Uma meta-análise de baixa dose de dopamina na insuficiência cardíaca. Revista internacional de cardiologia, 222, 1003-1011.

Zhang, Y., Chen, Y., Wu, J., Manaenko, A., Yang, P., Tang, J., ... & Zhang, J. H. (2015). A activação do receptor de dopamina D2 suprime a neuroinflamação através de αB-cristalina por inibição da translocação nuclear NF-κB no modelo experimental de ratos ICH. Stroke, 46(9), 2637-2646.

Zhang, J., Liu, X., Lei, X., Wang, L., Guo, L., Zhao, G., & Lin, G. (2010). Descoberta e síntese de novos derivados de luteolina como agonistas do DAT. *Bioorganic & medicinal chemistry, 18(22),* 7842-7848.

Zhang, J., Wang, J., Wu, Q., Kuang, W., Huang, X., He, Y., & Gong, Q. (2011). Perturbação das redes de conectividade cerebral em dis-

túrbio depressivo maior, de primeiro episódio de toxicodependência. *Psiquiatria biológica, 70*(4), 334-342.

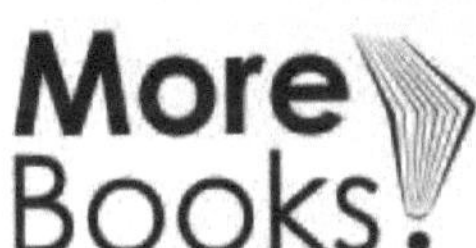

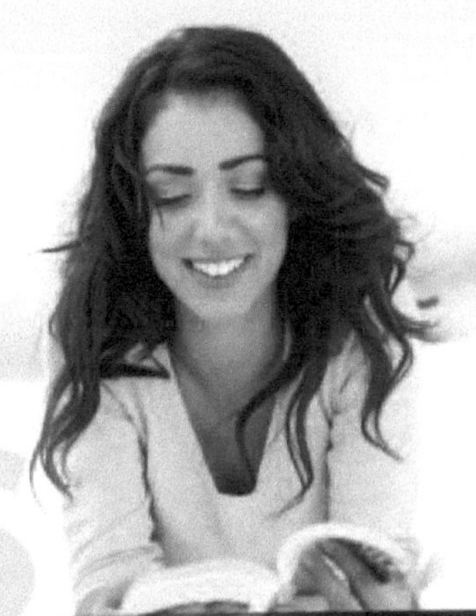

I want morebooks!

Buy your books fast and straightforward online - at one of world's fastest growing online book stores! Environmentally sound due to Print-on-Demand technologies.

Buy your books online at
www.morebooks.shop

Compre os seus livros mais rápido e diretamente na internet, em uma das livrarias on-line com o maior crescimento no mundo! Produção que protege o meio ambiente através das tecnologias de impressão sob demanda.

Compre os seus livros on-line em
www.morebooks.shop

KS OmniScriptum Publishing
Brivibas gatve 197
LV-1039 Riga, Latvia
Telefax: +371 686 204 55

info@omniscriptum.com
www.omniscriptum.com

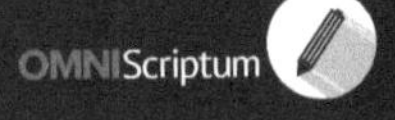

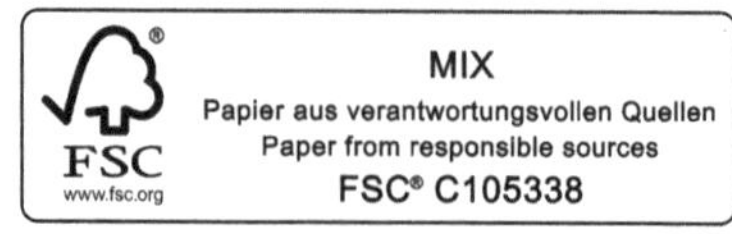

Printed by Books on Demand GmbH, Norderstedt / Germany